高职高专护理专业实训教材

人体解剖学实训

主　编　李家林

副主编　朱晓红　张磊

编　者（以姓氏笔画为序）

王　杰（亳州职业技术学院）

朱晓红（安徽人口职业学院）

张　磊（皖西卫生职业学院）

芮　鑫（宣城职业技术学院）

李家林（铜陵职业技术学院）

罗　欢（阜阳职业技术学院）

胡世丰（铜陵职业技术学院）

赵宏宇（亳州职业技术学院）

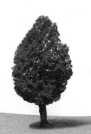

东南大学出版社

SOUTHEAST UNIVERSITY PRESS

·南京·

图书在版编目(CIP)数据

人体解剖学实训 / 李家林主编. —南京:东南大学
出版社,2013.11(2018.8 重印)
高职高专护理专业实训教材 / 王润霞主编
ISBN 978-7-5641-4629-0

Ⅰ.①人… Ⅱ.①李… Ⅲ.①人体解剖学-高等职业
教育-教材 Ⅳ.①R322

中国版本图书馆 CIP 数据核字(2013)第 263282 号

人体解剖学实训

出版发行	东南大学出版社	
出 版 人	江建中	
社　　址	南京市四牌楼 2 号	
邮　　编	210096	
经　　销	江苏省新华书店	
印　　刷	丹阳市兴华印刷厂	
开　　本	787 mm×1 092 mm　1/16	
印　　张	8.5	
字　　数	200 千字	
版　　次	2014 年 1 月第 1 版　2018 年 8 月第 3 次印刷	
书　　号	ISBN 978-7-5641-4629-0	
定　　价	20.00 元	

*本社图书若有印装质量问题,请直接与营销部联系,电话:025-83791830。

高职高专护理专业实训教材编审委员会
成员名单

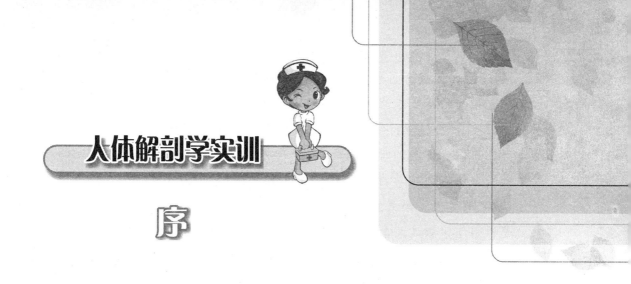

序

《教育部关于"十二五"职业教育教材建设的若干意见》(教职成〔2012〕9号)文中指出:"加强教材建设是提高职业教育人才培养质量的关键环节,职业教育教材是全面实施素质教育,按照德育为先、能力为重、全面发展、系统培养的要求,培养学生职业道德、职业技能、就业创业和继续学习能力的重要载体。加强教材建设是深化职业教育教学改革的有效途径,推进人才培养模式改革的重要条件,推动中高职协调发展的基础工程,对促进现代化职业教育体系建设、切实提高职业教育人才培养质量具有十分重要的作用。"按照教育部的指示精神,在安徽省教育厅的领导下,安徽省示范性高等职业技术院校合作委员会(A联盟)医药卫生类专业协作组组织全省10余所有关院校编写了《高职高专药学类实训系列教材》(共16本)和《高职高专护理类实训系列教材》(13本),旨在改革高职高专药学类专业和护理类专业人才培养模式,加强对学生实践能力和职业技能的培养,使学生毕业后能够很快地适应生产岗位和护理岗位的工作。

这两套实训教材的共同特点是:

1. 吸收了相关行业企业人员参加编写,体现行业发展要求,与职业标准和岗位要求对接,行业特点鲜明。

2. 根据生产企业典型产品的生产流程设计实验项目。每个项目的选取严格参照职业岗位标准,每个项目在实施过程中模拟职场化。护理专业实训分基础护理和专业护理,每项护理操作严格按照护理操作规程进行。

3. 每个项目以某一操作技术为核心,以基础技能和拓展技能为依托,整合教学内容,使内容编排有利于实施以项目导向为引领的实训教学改革,从而强化了学生的职业能力和自主学习能力。

4. 每本书在编写过程中,为了实现理论与实践有效地结合,使之更具有实践性,还邀请深度合作的制药公司、药物研究所、药物试验基地和具有丰富临床护理经验的行业专家参加指导和编写。

5. 这两套实训教材融合实训要求和岗位标准使之一体化,"教、学、做"相结合。在具体安排实训时,可根据各个学校的教学条件灵活采用书中体验式教学模式组织实训教学,使学生在"做中学",在"学中做";也可按照实训操作任务,以案例式教学模式组织教学。

成功组织出版这两套教材是我们通过编写教材促进高职教育改革、提高教学质量的一次尝试,也是安徽省高职教育分类管理和抱团发展的一项改革成果。我们相信通过这次教材的出版将会大大推动高职教育改革,提高实训质量,提高教师的实训水平。由于编写成套的实训教材是我们的首次尝试,一定存在许多不足之处,希望使用这两套实训教材的广大师生和读者给予批评指正,我们会根据读者的意见和行业发展的需要及时组织修订,不断提高教材质量。

在教材编写过程中,安徽省教育厅的领导给予了具体指导和帮助,A联盟成员各学校及其他兄弟院校、东南大学出版社都给予大力支持,在此一并表示诚挚的谢意。

安徽省示范性高等职业技术院校合作委员会

医药卫生协作组

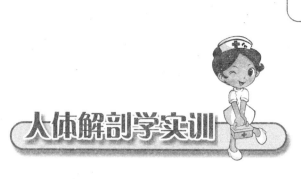

前 言

　　《人体解剖学》实训教学至关重要，它是提高解剖学教学质量中必不可少的重要环节。对高职高专护理专业来说，《人体解剖学》实训教学要体现护理专业的特点，树立为临床护理学科服务的整体教学观念，培养具有职业素养和综合能力的技能型护理人才。在东南大学出版社的大力支持下，我们根据高职高专护理专业人体解剖学课程标准的要求，总结多年来的实验教学经验，由教学一线的教师认真编写。编写中坚持"贴近学生、贴近社会、贴近岗位"的基本原则；教材内容力求通俗易懂，语言简洁，突出以应用为目的、必需和够用为度；体现"以学生为中心"，突出"以就业为导向，以能力为本位，以发展技能为核心"，以培养学生综合职业能力的理念编写教材内容。编写过程中结合护理专业特点，精心设计实训内容，减少与护理操作技术无关的实训内容，整合或增加与临床护理操作技术有关的应用解剖知识，所以本书把实训分成"基础实训"和紧密结合临床护理操作技术应用解剖的"拓展实训"两部分内容，这样有利于基础知识向临床护理知识的过渡；同时为了导学和激趣，每个实训里我们都增加了案例和知识拓展模块内容。为了符合教学和学习规律，每个实训实行任务驱动法，实训任务分课前完成、课中完成和课后完成三部分，并及时进行反馈和总结，有利于提高实训教学质量。

　　本教材在编写中，参考了与本专业相关的部分教材，在此向有关作者表示诚挚的感谢！并对参编学校的大力支持表示真诚的谢意！

　　由于编写时间仓促，加之编写水平有限，书中疏漏之处在所难免，敬请使用本教材的同仁提出宝贵意见，以便改进。

李家林
2013 年 9 月

人体解剖学实训

目 录

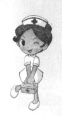

第一部分 绪 论

一、人体解剖学实训的任务

人体解剖学是研究人体正常形态结构的学科,是一门重要的医学基础课程。人体解剖学实验的任务是通过实验课的教学,使学生掌握人体解剖学实验方法和解剖基本技能,学会科学地观察和描述人体各器官的正常形态结构、位置、毗邻关系等,逐步培养学生的自学能力、独立观察能力和解决分析问题的能力,为学习其他医学基础课、医学专业课打下坚实的知识和技能基础。同时,通过实验教学,培养学生珍爱生命、严谨求实、勤奋敬业的科学态度。

二、人体解剖实训的方法与要求

人体解剖学实验课一般采取实验要点讲授、学生独立观察和教师课后小结三个环节。学生通过对人体形态结构进行独立的观察、寻认、分析、对比、描述、记忆、归纳总结,适当联系临床应用,从而获得比较全面、系统的正常人体解剖学知识。为此,实验中要做到以下三点:

1. 学会配合使用教材、实验指导、教材图谱和直观教具(包括模型和标本),独立地进行标本观察。

2. 善于利用各种直观教具(包括各种教材图谱、挂图、标本、模型等),多看,多摸,多想,多记,多画教材图,帮助自己理解教材中的文字描述和寻认各种结构,并找出辨认的根据。

3. 坚持唯物主义的观念。只有这样,才能全面地理解和掌握人体的形态结构,才能把人体解剖学这门基础医学课程学好。

三、实验室规章制度

1. 实验室管理人员在上课前10分钟到实验室做好上课前的准备工作;实验中对学生纪律进行管理,课后对教学用具进行日常检查和必要的维护,并检查门、窗、水、电安全,做好防火、防水、防事故、防盗窃的督促和布置。

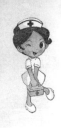

2. 实验室工作人员必须尽职尽责,一切为教学服务,严格遵守劳动纪律,不得无故迟到、早退或旷工,并认真学习业务知识,提高实验技术水平,安心本职工作。

3. 进入实验室必须穿白大衣并扣好扣子,不准穿拖鞋、裤衩、背心等不严肃的着装进入实验室区,不准携带食品杂物进入实验区。必须遵守实验室各项规章制度和接受管理人员的监督,爱护公物,保持安静,严禁高声谈笑与喧闹。讲究公共卫生,不准随地吐痰和乱扔纸屑杂物等。

4. 实验时要认真思考、仔细观察、详细记录,养成严谨的工作作风和科学的工作态度,并注意安全,防止人身和仪器设备事故发生。一旦发生意外事故,应立即采取应急措施,并报告指导教师处理。

5. 室内任何物品(用具、标本、模型等)不得乱拿乱放,不得擅自携出室外。贵重精致标本、模型使用时由教师掌握或指导使用。未经许可不得盲目切割尸体和标本,严禁用尸体标本和模型开玩笑,不按操作规程或无故损坏的应立即报告,按规定赔偿。实验完毕时应将标本盖好,不得暴露在外,模型应安放整齐。

6. 爱护实验室的仪器设备,尊重尸体,爱护标本模型及一切公物,节约使用材料药品。未经许可不得动用与本实验无关的任何物品,不准将实验物品带出室外。

7. 实验结束后,要及时清理工作面,将所使用标本、模型和仪器设备等整理归位,废物放到指定地方,并打扫好室内卫生,关闭水、电及门窗等,经教师检查后方可离开。

8. 实验室根据本学期的课程安排,提前列出开放学生实验室的时间和数量,并向全体同学公布。每个开放的实验室和陈列室,有一名实验指导教师或一名实验技术人员值班,辅导学生实验。

(李家林)

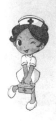

第二部分 基础实训

实训一 骨学总论、躯干骨、颅骨

案 例

某成年男性,被汽车撞伤胸部,急诊入院。诉胸部疼痛,深呼吸、咳嗽、打喷嚏时加剧,以至于不敢深呼吸。查体:左胸壁肿胀,有骨摩擦音及皮下血肿,呼吸音正常,无皮下气肿,也无痰中带血或咯血。

临床诊断为肋骨骨折,请思考以下问题:

1. 肋骨的数目是多少? 其怎么组成的?

2. 肋弓怎么形成的?

3. 临床以哪几根肋骨骨折常见? 为什么?

实训目的与要求

1. 掌握骨的分类和各类骨的形态构造。

2. 了解骨的化学成分和物理特性。

3. 掌握椎骨的一般形态。

4. 掌握骶骨及各部椎骨的形态特点。

5. 掌握胸骨和肋的形态。

6. 熟悉颅的分部,各部颅骨的名称和位置。

7. 熟悉下颌骨、舌骨和颞骨的形态。

8. 掌握鼻旁窦的名称、位置和开口部位。

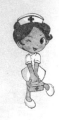
9. 熟悉颅的整体观形态结构。

10. 熟悉新生儿颅的形态特点。

11. 掌握躯干骨和颅骨的重要骨性标志。

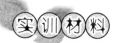

1. 人体的骨架标本。

2. 股骨、跟骨及顶骨剖面标本,儿童股骨的纵切解剖标本。

3. 脱钙骨和煅烧骨标本。

4. 椎骨、骶骨、尾骨、肋骨标本。

5. 颅的水平切标本和正中矢状切标本。

6. 分离颅骨标本。

7. 鼻旁窦标本。

8. 下颌骨、颞骨、舌骨标本。

9. 颅骨色分离模型。

10. 新生儿颅标本。

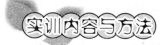

一、骨学总论

(一)骨的分类

在人体骨架标本上辨认长骨、短骨、扁骨和不规则骨,观察它们的形态特点及分布。

(二)骨的形态构造

取股骨及其纵切标本,区分长骨的骨干和两端,辨认髓腔、两端(骺端)游离面较为圆滑的关节面和骺线。对比股骨、跟骨和顶骨的剖面标本上,观察骨密质和骨松质的配布和形态。在儿童股骨的纵切面标本上观察:骨膜的性状和被覆情况;骨髓的类型和分布;骺软骨的位置。

(三)骨的化学成分与物理特性的关系

对比脱钙骨与煅烧骨外形和物理特性,复习和总结骨的化学成分对物理特性的影响。

二、躯干骨

(一)椎骨

1. 椎骨一般形态　在胸椎标本上辨认椎体、椎弓、椎孔、横突、棘突、上关节突、下关节突、肋凹。

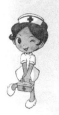

2. 颈椎 取颈椎观察:椎体小,横突上有孔,2～6颈椎棘突分叉;辨认寰椎、枢椎、第七颈椎并说出它们的结构特征。在活体上触摸第七颈椎,并讨论其临床意义。

3. 胸椎 取胸椎观察:上、下肋凹、横突肋凹、向后下倾斜的棘突、近冠状位的关节突关节面。

4. 腰椎 取腰椎观察:椎体大、棘突呈板状,水平向后,关节突关节面近矢状位。

5. 骶骨 取骶骨观察:岬、骶前孔、骶后孔、骶管、骶管裂孔、骶角、耳状面。在骶骨正中矢状面切开的标本上观察骶管与骶前、后孔交通关系。

6. 尾骨 取尾骨标本,观察其形态特点。

(二)胸骨和肋骨

1. 胸骨 辨认胸骨柄、胸骨体、剑突、颈静脉切迹、锁切迹、肋切迹。

2. 肋 观察肋骨、肋软骨,然后在它的中部内面近下缘处寻认肋沟。

(三)骨性标志触摸

在活体上触摸隆椎、棘突、尾骨尖、骶角、颈静脉切迹、胸骨角、剑突、肋骨等。

三、颅骨

(一)颅的组成

取分离颅骨标本或色分离模型对照图谱观察颅的分部及各颅骨在整颅中的位置。取下颌骨、颞骨和舌骨标本,观察它们的形态。在活体上触摸下颌角和髁突。

(二)颅的整体观

取颅的水平切面和正中矢状切面标本,对照图谱进行观察。

1. 颅的顶面 辨认颅顶部各骨的位置。观察冠状缝、矢状缝、人字缝的形态与位置。取新生儿颅标本与成人的颅比较,注意新生儿颅的特点,并寻认前囟和后囟等。

2. 颅底内面 取颅的水平切标本,由前向后依次区分颅前窝、颅中窝和颅后窝,观察辨认各窝内的主要孔、裂、管结构,同时注意它们在颅外的部位。

3. 颅底外面 骨面凹凸不平,分前后二区进行观察。在前区内辨认骨腭、牙槽弓和牙槽。在后区辨认枕骨大孔、枕骨粗隆、枕髁、颈静脉孔、颈动脉管外口、乳突、茎突、茎乳孔、下颌窝和关节结节等。在活体上触摸乳突及枕骨粗隆。

4. 颅的前面

(1)眶:寻认眶上切迹和眶下孔,眶尖处的视神经管。在眶内侧壁的前部查看泪囊窝,以及与它相通的鼻泪管。在眶外侧壁的后部的上、下方,分别寻查眶上裂和眶下裂。用细铜丝检查上述各孔、裂的沟通关系。

(2)骨性鼻腔:观察梨状孔、鼻后孔和骨性鼻中隔的位置。辨认骨性鼻腔外侧壁上的上、中、下鼻甲和鼻道,在上鼻甲的后上方寻认蝶筛隐窝。

(3)鼻旁窦:取颅的正中矢状切面和显示鼻旁窦的颅标本,查看额窦、蝶窦、上颌窦和筛窦的位置和形态,寻认各鼻旁窦的开口位置。

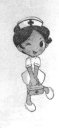

5. 颅的侧面　在颅的标本上再次观察乳突,由此向前,依次寻认外耳门、颧弓,颧弓内上方较大的凹窝是颞窝;查看颞窝内侧壁上翼点的位置及其骨质的厚度,并说明翼点的临床意义。在活体上触摸颧弓和翼点。

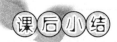

1. 总结椎骨的一般形态和各椎骨的主要特征性结构。
2. 总结颅骨上主要结构。
3. 本次课出现的问题,并布置复习和预习任务。

知识拓展

骨折患者在进行手术时为什么要注意保护骨膜?

骨膜是一层致密结缔组织,被覆盖于骨的内外表面(关节面除外)。被覆于骨外表面的称骨外膜,较厚;衬于骨髓腔内面或骨松质腔内隙的称骨内膜,较薄。骨膜含有丰富的血管、淋巴管和神经,也含有成骨细胞和破骨细胞。对骨生长、营养及修复再生有重要作用。当骨膜剥离严重时,骨折断端难以愈合,甚至可能坏死,即所谓的"树怕扒皮",故手术时要尽量保护骨膜。对骨折后的骨不连,临床经常用带血管蒂的骨膜瓣移植治疗。

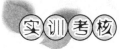

一、填空题(课前完成)

1. 骨的形态分为_____、_____、_____和_____。
2. 骨的构造包括_____、_____和_____等。
3. 每个椎骨都由_____和_____构成。第1颈椎又称为_____,第2颈椎又称为_____,第7颈椎又称为_____。
4. 胸骨从上而下可分为_____、_____和_____三部分。胸骨角两侧平对_____。
5. 肋由_____和_____组成。
6. 脑颅骨中成对的是_____和_____。面颅骨中不成对的是_____、_____和_____。
7. 翼点由_____、_____、_____、_____四块骨围成。
8. 额窦开口于_____;上颌窦开口于_____;蝶窦开口于_____;筛窦前中群开口于_____,后群开口于_____。

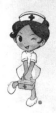

二、填图题（课中完成）

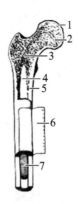

图 2－1－1　骨的构造

1. _____　　2. _____　　3. _____　　4. _____　　5. _____

6. _____　　7. _____

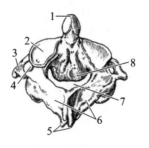

图 2－1－2　枢椎

1. _____　　2. _____　　3. _____　　4. _____

5. _____　　6. _____　　7. _____　　8. _____

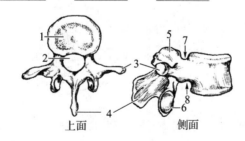

上面　　　　　　　　　侧面

图 2－1－3　腰椎

1. _____　　2. _____　　3. _____　　4. _____

5. _____　　6. _____　　7. _____　　8. _____

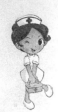

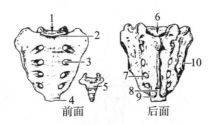

前面　　　　　后面

图 2－1－4　骶骨和尾骨

1. _____ 2. _____ 3. _____ 4. _____ 5. _____

6. _____ 7. _____ 8. _____ 9. _____ 10. _____

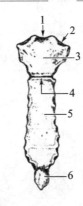

图 2－1－5　胸骨

1. _____ 2. _____ 3. _____ 4. _____ 5. _____ 6. _____

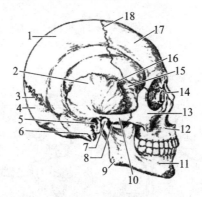

图 2－1－6　颅的侧面观

1. _____ 2. _____ 3. _____ 4. _____ 5. _____ 6. _____

7. _____ 8. _____ 9. _____ 10. _____ 11. _____ 12. _____

13. _____ 14. _____ 15. _____ 16. _____ 17. _____ 18. _____

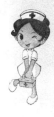

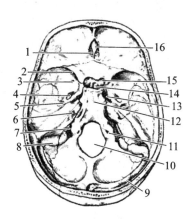

图 2－1－7　颅底内面观

1. ＿＿＿＿＿　2. ＿＿＿＿＿　3. ＿＿＿＿＿　4. ＿＿＿＿＿　5. ＿＿＿＿＿　6. ＿＿＿＿＿

7. ＿＿＿＿＿　8. ＿＿＿＿＿　9. ＿＿＿＿＿　10. ＿＿＿＿＿　11. ＿＿＿＿＿　12. ＿＿＿＿＿

13. ＿＿＿＿＿　14. ＿＿＿＿＿　15. ＿＿＿＿＿　16. ＿＿＿＿＿

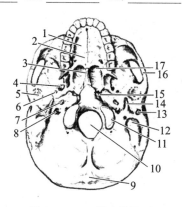

图 2－1－8　颅底外面观

1. ＿＿＿＿＿　2. ＿＿＿＿＿　3. ＿＿＿＿＿　4. ＿＿＿＿＿　5. ＿＿＿＿＿　6. ＿＿＿＿＿

7. ＿＿＿＿＿　8. ＿＿＿＿＿　9. ＿＿＿＿＿　10. ＿＿＿＿＿　11. ＿＿＿＿＿　12. ＿＿＿＿＿

13. ＿＿＿＿＿　14. ＿＿＿＿＿　15. ＿＿＿＿＿　16. ＿＿＿＿＿　17. ＿＿＿＿＿

三、思考题（课后完成）

1. 老年人和儿童相比较谁更容易骨折？为什么？

2. 慢性鼻窦炎中为什么上颌窦炎发病率最高？

（赵宏宇）

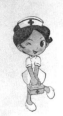

实训二 四肢骨和关节学

案 例

某患者因用力不当导致腰部损伤伴疼痛,但没有及时就医,一个月后因受寒病情加重,疼痛向左侧大腿和小腿放射,并有麻木及刺痛感。体格检查发现脊柱腰曲变小,腰椎活动受到限制,下肢上举时疼痛明显。

临床诊断:腰椎间盘突出。请思考以下问题:

1. 何为椎间盘? 其组成如何?

2. 为何腰椎间盘突出好发?

3. 椎间盘的毗邻结构有哪些?

实训目的与要求

1. 熟悉上肢各骨的名称和位置。

2. 掌握肩胛骨、锁骨、肱骨、桡骨、尺骨的主要形态结构。

3. 了解手骨的分部和腕骨的排列顺序。

4. 熟悉下肢各骨的名称和位置。

5. 掌握髋骨、股骨、胫骨、腓骨的主要形态结构。

6. 了解髌骨的位置,足骨的分部和跗骨各骨的位置排列。

7. 掌握上、下肢骨的重要骨性标志。

8. 掌握关节的基本结构,了解其辅助结构。

9. 掌握脊柱的组成、椎骨间的连结、生理弯曲和功能。

10. 熟悉胸廓的组成和形态。

11. 熟悉颞下颌关节的组成和构造。

12. 掌握肩关节、肘关节、腕关节、髋关节、膝关节、踝关节的组成和结构特点。

13. 熟悉骨盆的组成、分部,了解骨盆的性别差异。

14. 了解手骨和足骨之间的连接。

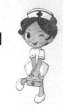

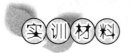

1．人体骨架标本。

2．肩胛骨、锁骨、肱骨、桡骨、尺骨及手骨串联标本。

3．髋骨、股骨、髌骨、胫骨、腓骨及足骨串联标本。

4．关节的纵切剖面标本。

5．已打开关节囊的四肢的骨连结标本、颞下颌关节标本。

6．脊柱标本。

7．显示椎骨连结的解剖标本、脊柱腰段的矢状切面。

8．胸廓前壁的解剖标本。

9．显示骨盆连结的标本。

10．颅的标本。

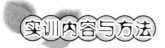

一、四肢骨

先在人体骨架标本上，辨认四肢各骨，并逐一观察其邻接关系。寻认四肢骨与躯干骨的连结部位，然后在活体上确认和摸辨各骨所在的部位。

观察四肢各骨的形态时，首先结合人体骨架标本和图谱，辨认骨的侧别和方位，然后再进行观察。

（一）上肢骨

1．上肢带骨

（1）锁骨：呈"S"形弯曲，分辨锁骨的内侧端和外侧端，结合骨架观察其邻接关系。全长均可在体表摸到，是重要的体表标志。

（2）肩胛骨：首先辨认肩胛骨的二面、三缘和三角；然后分别辨认肩胛骨前面的肩胛下窝；后面的肩胛冈及肩峰、冈上窝和冈下窝；外侧角上的关节盂。在人体骨架上查看肩胛骨上角、下角与肋的对应关系。

2．自由上肢骨

（1）肱骨：辨认肱骨头，注意肱骨头的外形及其与关节盂的关系；寻认肱骨头外侧的大结节和前方的小结节；辨认上端和外科颈；在其中部的外侧面寻认三角肌粗隆以及三角肌粗隆后下方的桡神经沟，并注意其行经方向；在下端自内侧向外侧依次寻认内上髁、尺神经沟、肱骨滑车、肱骨小头和外上髁。辨认鹰嘴窝和冠状窝。指出肱骨骨折易发生的部位。

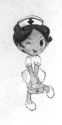

（2）桡骨：位于前臂的外侧，在其上寻认上端稍膨大的桡骨头及顶端的关节凹；头周围为环状关节面，头下方稍细，称桡骨颈；颈的下内侧有一粗糙突起，称桡骨粗隆。桡骨下端粗大，下面有腕关节面，内侧面有尺切迹，外侧有突向下的桡骨茎突。

（3）尺骨：位于前臂的内侧，上端粗大，下端细小。在其上端辨认半月形的滑车切迹，切迹的上、下方各有一突起，上方者称鹰嘴，下方者为冠突；冠突的外侧面有桡切迹；尺骨下端称尺骨头，其后内侧向下的突起称尺骨茎突。

（4）手骨：取手骨串联标本观察其分部及8块腕骨的排列顺序。掌骨共5块，指骨共14块。

在活体上触摸上肢主要骨性标志：锁骨，肩峰，肩胛骨下角，肩胛冈，肱骨内、外上髁，尺骨鹰嘴，桡骨和尺骨的茎突。

（二）下肢骨

1. 下肢带骨

髋骨：根据髋臼和闭孔的位置，判定髋骨的侧别和方位，区分髂骨、坐骨和耻骨在髋骨中的位置，然后在髋骨上缘查看髂嵴、髂前上棘、髂后上棘和髂结节；在髋骨上部的内面辨认髂窝、耳状面和弓状线；在髋骨的前下部查看耻骨上支上面的耻骨梳、耻骨结节、耻骨下支、耻骨联合面，注意耻骨梳与弓状线的关系；在髋骨后下部，辨认坐骨结节、坐骨棘、坐骨大小切迹和坐骨支。

2. 自由下肢骨

（1）股骨：典型的长骨，上端有球形的股骨头，头的外下方较细部分为股骨颈，体与颈交界处有两个隆起，上外侧为大转子（同学们用手掌贴在股上部的外侧，并旋转下肢，可以感受到大转子在手掌下转动），下内侧的较小为小转子。大、小转子之间，在后方有隆起的转子间嵴，在前面以转子间线相连。股骨体后面有纵行的骨嵴，称粗线，此线上端分叉，向外上延伸为臀肌粗隆。下端有两个向下后的膨大，分别称内侧髁和外侧髁。两髁侧面最突起处，分别为内上髁和外上髁。

（2）髌骨：观察其形态位置，并在活体上触摸。

（3）胫骨：在胫骨上端查看内、外侧髁，胫骨粗隆，注意胫骨的内、外侧髁与股骨内、外侧髁的关系。辨认胫骨体的前缘和内侧面。寻认胫骨下端的内踝及关节面。

（4）腓骨：辨认上端膨大的腓骨头和下端近三角形的外踝，注意观察外踝内侧面的关节面。

（5）足骨：在足骨串联标本观察其分部及7块跗骨各骨的位置排列。跖骨5块，趾骨14块。

在活体上触摸下肢主要骨性标志：髂嵴，髂前上棘，髂后上棘，耻骨结节，坐骨结节，股骨大转子，股骨外、内侧髁，股骨内上、外上髁，髌骨，胫骨内、外侧髁，胫骨粗隆、腓骨头、内踝、外踝、跟骨结节。

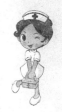

二、关节学

（一）关节的基本结构

取关节囊已切开的肩关节标本观察:关节囊的构造(纤维膜与滑膜)、特性和附着部位,关节面的形状和关节软骨的形状,关节腔的构成。

（二）关节的辅助结构

观察膝关节标本:注意韧带的外形,纤维的排列形式及其与关节囊的关系;使关节略屈,观察两块半月板的位置和形态。取颞下颌关节,观察位于关节两骨之间的关节盘,注意它们的形态及其与关节囊的关系。

（三）躯干骨的连结

1. 椎骨的连结　取椎骨连结标本、脊柱腰段矢状切面标本观察:椎间盘的位置、外形、构造,注意纤维环和髓核的部位,以及纤维环和髓核的性状。查看前、后纵韧带的位置,棘上韧带、棘间韧带和黄韧带的附着部位及其韧带之间的邻接关系。查看关节突关节的位置和组成。

2. 脊柱的整体观　从前方观察自上而下椎体大小的变化,并说出其椎体大小变化的原因;从后方观察各部椎骨棘突排列方向,以及棘突间空隙大小的差别,讨论其临床的应用;从侧面查看脊柱四个生理性弯曲的部位和凸向,椎间孔和椎孔的位置及椎管是怎样形成的,并说出椎间孔和椎管通过的组织和结构。

3. 胸廓　在人体骨架标本和胸廓前壁的解剖标本上,观察胸廓的整体形态和组成,肋前端、后端的连接关系,第1~11肋间隙,肋弓的形成、位置,胸骨角与第二肋的关系。胸廓上口及下口的围成。在活体上触摸肋骨、肋间隙及肋弓等结构。

（四）上肢骨的连结

1. 肩关节　取关节囊已打开的肩关节标本观察肩关节的组成、两关节面的形态和大小差别,寻找辨认肱二头肌长头腱及关节囊的薄弱部位。说出其易脱位的位置及脱位后形成的肩形态。

2. 肘关节　取已打开的肘关节标本观察肘关节组成情况;辨认桡骨环状韧带的形态和位置及其与桡骨头的关系;注意观察关节囊的结构特点。验证肘关节在做屈伸运动时,尺骨鹰嘴和肱骨内、外髁三点位置的变化关系。在活体上触摸尺骨鹰嘴和肱骨内、外髁。

3. 桡腕关节　取打开关节囊的桡腕关节标本观察关节面,可见手舟骨、月骨和三角骨的近侧关节面共同组成关节头,桡骨下端的腕关节面和尺骨头下方的关节盘构成关节窝;关节囊松弛,周围有韧带加强。结合活体,验证它的运动。

（五）下肢骨的连结

1. 骨盆　观察骨盆的组成;区分大小骨盆的分界;查看小骨盆上、下口的围成;观察耻骨弓的构成;查看骶髂关节的组成;辨认骶结节韧带和骶棘韧带,查看坐骨大孔和坐骨

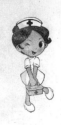

小孔的围成;查看耻骨联合的位置。取男、女性骨盆标本或模型,观察和比较两者间的差别。

2. 髋关节　取关节囊已打开的髋关节标本观察髋关节组成,两骨关节面的形态和大小差异,关节囊的厚薄,识别髂股韧带和股骨头韧带。说出髋关节易脱位的位置。结合标本,验证关节的运动。

3. 膝关节　取关节囊已打开的膝关节标本观察膝关节的组成,髌韧带的位置和其他关节囊韧带的分布,前后交叉韧带的位置。观察内、外侧半月板的位置及形态。结合标本,验证膝关节的运动。

4. 踝关节　在足关节标本上观察踝关节的组成。关节囊前后壁薄,两侧有韧带加强。内侧为起自内踝尖,向下呈扇形止于足舟骨、距骨和跟骨的三角韧带;外侧有三条起自外踝的独立韧带。结合标本,验证踝关节的运动。

5. 足弓　在足关节标本上,观察足弓的形态和维持足弓的韧带,并说明其作用。

(六) 颅骨的连结

在颅骨标本上观察各颅骨之间大多是借缝或软骨相互连结,只有下颌骨和颞骨之间构成颞下颌关节。取关节囊已打开的颞下颌关节标本观察颞下颌关节的组成,关节囊的结构特点及关节盘的形态。指出易脱位的位置。在活体上,验证颞下颌关节的运动。

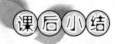

1. 比较上、下肢骨的形态结构。

2. 复习关节的基本结构。

3. 比较上肢和下肢三对大关节的形态结构特点及运动形式。

4. 总结颅骨的连结特点。

5. 本次课出现的问题,并布置复习和预习任务。

知识拓展

为什么在急刹车时髋关节容易脱位?

人们乘坐汽车时习惯于一侧大腿放在另一侧大腿上即所谓"跷二郎腿",这时髋关节屈曲、内收并内旋股骨干,股骨头的上外侧已超越髋臼后缘,股骨颈前缘紧接髋臼前缘,形成了以此处为支点的杠杆,如突然急刹车,乘客膝部撞到前排椅背上等类似情况时,股骨干则继续内旋并内收,股骨头因受杠杆作用而穿破关节囊后壁,脱出髋臼,可以在臀部摸到脱出的股骨头,大粗隆上移明显,形成脱位。

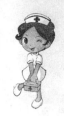

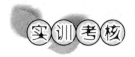

一、**填空题**(课前完成)

1. 位于颈、胸交界处,全长都可摸到的骨是_____,它的外侧端与_____骨的肩峰组成关节。

2. 肩胛骨上角平对_____肋,下角平对_____肋,是背部计数肋的标志。

3. 髋骨是由_____、_____和_____三块骨融合而成。

4. 关节的基本结构包括_____、_____和_____。

5. 椎间盘是由外部的_____和内部的_____组成。

6. 脊柱有四个生理弯曲,其中_____和_____向前突出,_____和_____向后突出。

7. 肩关节是由_____和_____构成。

8. 近侧列腕骨由桡侧向尺侧依次是_____、_____、_____、_____,其中_____不参与桡腕关节的构成。

9. 髋关节是由_____和_____构成。

10. 胸廓上口由_____、_____和_____构成,下口则由_____、_____、_____、_____与_____构成。

11. 骨盆由_____、_____和左右_____组成。

12. 人体最大最复杂的关节是_____。

二、**填图题**(课中完成)

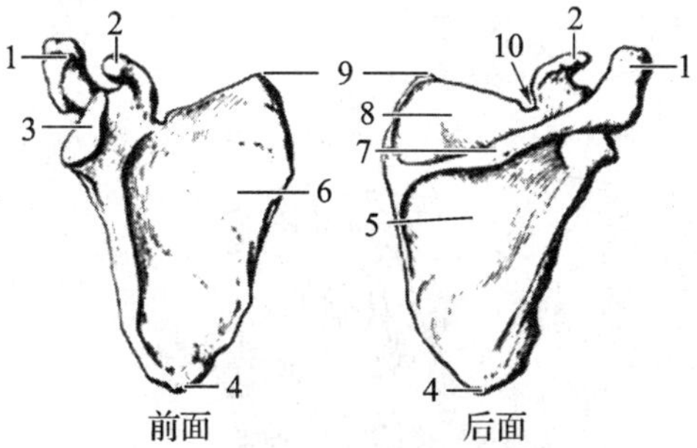

图 2-2-1 肩胛骨

1. _____ 2. _____ 3. _____ 4. _____ 5. _____

6. _____ 7. _____ 8. _____ 9. _____ 10. _____

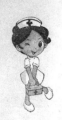

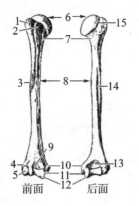

图 2-2-2　肱骨

1. _____　　2. _____　　3. _____　　4. _____　　5. _____
6. _____　　7. _____　　8. _____　　9. _____　　10. _____
11. _____　　12. _____　　13. _____　　14. _____　　15. _____

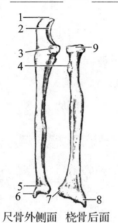

尺骨外侧面　桡骨后面

图 2-2-3　尺骨和桡骨

1. _____　　2. _____　　3. _____　　4. _____　　5. _____
6. _____　　7. _____　　8. _____　　9. _____

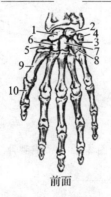

前面

图 2-2-4　手骨

1. _____　　2. _____　　3. _____　　4. _____　　5. _____
6. _____　　7. _____　　8. _____　　9. _____　　10. _____

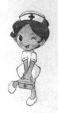

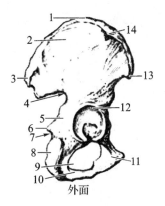

图 2 - 2 - 5　髋骨

1. _____　2. _____　3. _____　4. _____　5. _____　6. _____
7. _____　8. _____　9. _____　10. _____　11. _____　12. _____
13. _____　14. _____

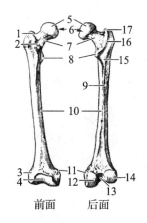

图 2 - 2 - 6　股骨

1. _____　2. _____　3. _____　4. _____　5. _____　6. _____
7. _____　8. _____　9. _____　10. _____　11. _____　12. _____
13. _____　14. _____　15. _____　16. _____　17. _____

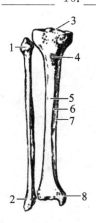

图 2 - 2 - 7　胫骨和腓骨(前面)

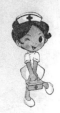
1. _____　　2. _____　　3. _____　　4. _____

5. _____　　6. _____　　7. _____　　8. _____

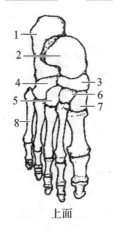

上面

图 2－2－8　足骨

1. _____　　2. _____　　3. _____　　4. _____

5. _____　　6. _____　　7. _____　　8. _____

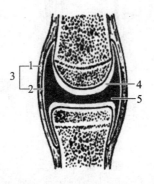

图 2－2－9　关节基本结构模式图

1. _____　2. _____　3. _____　4. _____　5. _____

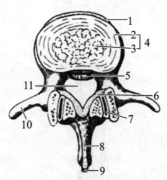

图 2－2－10　椎间盘和关节突关节

1. _____　2. _____　3. _____　4. _____　5. _____　6. _____

7. _____　8. _____　9. _____　10. _____　11. _____

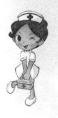

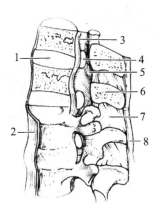

图 2－2－11　椎骨间的连接

1. _____　　2. _____　　3. _____　　4. _____

5. _____　　6. _____　　7. _____　　8. _____

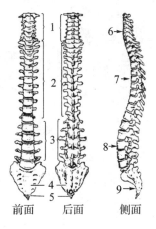

前面　　　后面　　　侧面

图 2－2－12　脊柱整体观

1. _____　2. _____　3. _____　4. _____　5. _____

6. _____　7. _____　8. _____　9. _____

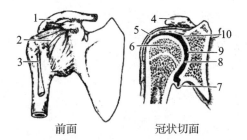

前面　　　　　　　冠状切面

图 2－2－13　肩关节

1. _____　2. _____　3. _____　4. _____　5. _____

6. _____　7. _____　8. _____　9. _____　10. _____

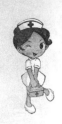

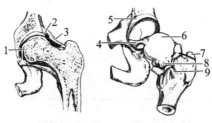

冠状切面　　　　打开关节囊

图 2 - 2 - 14　髋关节

1. _____　2. _____　3. _____　4. _____　5. _____

6. _____　7. _____　8. _____　9. _____

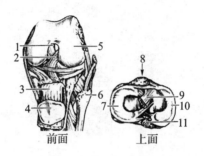

前面　　　　　上面

图 2 - 2 - 15　膝关节

1. _____　2. _____　3. _____　4. _____　5. _____　6. _____

7. _____　8. _____　9. _____　10. _____　11. _____

三、思考题(课后完成)

1. 比较肩关节和髋关节有什么异同点。

2. 试述胸廓的组成、形态和功能。

3. 腰椎穿刺进针从皮肤到达椎管依次需要经过哪些韧带?

4. 试述骨盆的组成、分部,男女骨盆的性别差异。

5. 为什么女性穿高跟鞋时,容易发生踝关节扭伤?

(赵宏宇)

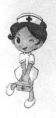

实训三 肌学

某患者一小时前与抢劫歹徒搏斗时,被歹徒用刀刺伤腹部,查体:左中下腹部、脐左侧约 5 cm 处见一长约 1 cm 条形伤口,伤口处少量出血,沿伤口探查,发现已深入腹腔。

临床诊断:腹部刀刺伤。请思考以下问题:

1. 刀贯穿该处腹壁依次经过哪些肌肉?

2. 腹肌的作用有哪些?

3. 腹前外侧群肌与腹直肌鞘有何关系?

实训目的与要求

1. 了解骨骼肌的形态、构造和辅助装置。

2. 熟悉枕额肌的位置和结构特点,以及咬肌、颞肌的位置。

3. 掌握胸锁乳突肌的位置和起止点,了解舌骨上、下肌群的位置。

4. 熟悉斜方肌、背阔肌、竖脊肌的位置。

5. 掌握胸大肌、膈的位置和作用,了解肋间肌的位置和作用。

6. 熟悉腹前外侧壁各肌的位置和形态特点。

7. 了解腹直肌鞘和白线的位置与形态。

8. 熟悉腹股沟管的位置和内容,以及腹股沟三角的位置和境界。

9. 掌握三角肌的位置与起止点。熟悉肱二头肌和肱三头肌的位置与起止点。

10. 了解各前臂肌的位置。

11. 掌握臀大肌、臀中肌、臀小肌以及梨状肌的位置。

12. 熟悉缝匠肌、股四头肌和长收肌的位置。

13. 了解小腿各群诸肌的位置。

14. 掌握股三角的位置、境界和内容。

15. 掌握全身重要的肌性标志。

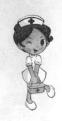

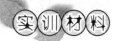

1. 制备的腱鞘标本。

2. 头面肌及咀嚼肌标本和模型。

3. 颈部浅层、深层肌标本和模型。

4. 躯干肌标本、模型。

5. 膈的标本或模型。

6. 会阴的解剖模型。

7. 腹壁横切面标本。

8. 上、下肢肌标本及横切面标本、模型。

9. 暴露人体各部肌肉的尸体标本。

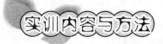

一、肌的分类和构造

在下肢肌、躯干肌、面肌和头颈肌标本上,观察长肌、短肌、扁肌和轮匝肌的形态;区分肌腹、肌腱和腱膜。

二、肌的辅助结构

观察浅筋膜、深筋膜的结构及分布部位上差别。观察腱鞘的形态、位置和构成。

三、头颈肌

1. 面肌　在颅顶部辨认枕额肌的两个肌腹和帽状腱膜的位置和形态;查看枕额肌与皮肤、骨膜的连接关系。辨认眼轮匝肌和口轮匝肌的位置和形态,并注意观察口轮匝肌周围呈放射状排列的其他面肌。

2. 咀嚼肌　观察咬肌和颞肌的位置;在上、下颌咬紧时,摸辨咬肌和颞肌的轮廓。

3. 颈肌　观察胸锁乳突肌的起止、形态和位置;结合活体摸辨该肌的轮廓。查看舌骨上、下肌群的分层、排列。寻认前、中斜角肌的位置、斜角肌间隙的围成及穿经的锁骨下动脉和臂丛。

四、躯干肌

1. 背肌　位于躯干背面,浅层上部为斜方肌,下部为背阔肌;深层主要是竖脊肌。

(1)斜方肌和背阔肌:查看它们的位置和起止,辨认肌束的方向。

(2)竖脊肌:翻开斜方肌和背阔肌,查看竖脊肌的位置和上下起止的部位。在活体上观察它所形成的纵行隆起。

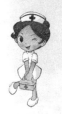

2. 胸肌　包括胸大肌、胸小肌、前锯肌和肋间肌。

（1）胸大肌和胸小肌：在躯干肌标本或模型上辨认胸前壁浅层的胸大肌，查看胸大肌的起止点，肌束的方向，结合活体触摸胸大肌的轮廓。翻开胸大肌寻认胸小肌。

（2）前锯肌：紧贴胸廓外侧壁，起自上 9 肋，经肩胛骨前面止于肩胛骨的内侧缘。

（3）肋间肌：在胸前壁的肋间隙内，辨认肋间内、外肌，查看它们的肌束方向。

3. 膈　在全尸解剖标本结合膈标本或模型观察膈的位置、形态和附着部位，辨认膈上的主动脉裂孔、腔静脉孔和食管裂孔的位置及通过的结构。

4. 腹肌　在全尸解剖标本结合腹壁横切面标本观察。

（1）腹外斜肌：构成腹前外侧壁的浅层。该肌后部为肌性，前部为腱性。注意观察肌束的方向；腱膜与腹直肌鞘的关系；腱膜与腹股沟韧带的关系；腹股沟管浅环的位置、形态和通过的结构。

（2）腹内斜肌：翻开腹外斜肌，查看腹内斜肌的肌束方向；腹内斜肌腱膜与腹直肌鞘的关系。

（3）腹横肌：翻开腹内斜肌，查看腹横肌的肌束方向；腹横肌腱膜与腹直肌鞘的关系；腹股沟镰的构成、形态和位置；提睾肌的形成。在腹壁内面观察腹横筋膜，以及由它形成的腹股沟深环。观察腹股沟管形态和通过的结构。结合活体指出腹股沟管的位置。

（4）腹直肌：在腹前正中线的两侧，包被于腹直肌鞘内。翻开腹直肌鞘的前层查看腱划；再翻开腹直肌查看鞘后层及弓状线。结合腹壁横切面标本，观察腹壁三层扁肌腱膜与腹直肌鞘的关系。在全尸解剖标本上查看白线的形态结构，腹股沟三角的位置和边界。

5. 会阴肌　在会阴的解剖模型上观察。

（1）肛提肌：封闭小骨盆下口的大部分，肛提肌和覆盖在它的上、下两面的筋膜共同构成盆膈，观察盆膈的位置和穿过盆膈的结构。

（2）会阴深横肌和尿道膜部括约肌：封闭小骨盆下口的前部，二肌和覆盖在它们上、下两面的筋膜，共同构成尿生殖膈，观察此膈的位置和穿过它的结构。

（3）查看坐骨肛门窝的位置和形态。

五、四肢肌

1. 上肢肌　取上肢肌标本结合全尸解剖标本或模型观察。

（1）肩肌：位于肩关节周围。寻认三角肌的位置和起止点，查看它与肩关节的位置关系，上肢外展时，在活体上查看其体表轮廓；辨认肩胛下肌、冈上肌、冈下肌。

（2）臂肌：为长肌，覆盖肱骨，形成前、后两群。前群主要有浅层的肱二头肌和深层的肱肌；后群主要有肱三头肌。观察时注意它们的形状，跨越关节时与运动轴的关系。将自己的前臂旋后并屈肘时，观察肱二头肌的轮廓，并在肘关节的前方摸辨它的索状腱。

（3）前臂肌：位于尺、桡骨的周围，分前、后两群，大多数为长肌。

（4）手肌：位于手掌，分三群，重点观察鱼际肌。

在全尸解剖标本上查看腋窝：为胸廓外侧面和上臂上部之间的四棱锥形腔隙，有顶、底和前、后、内侧、外侧四壁。

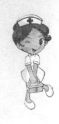

2. 下肢肌　取下肢肌标本结合全尸解剖标本和模型观察。

（1）髋肌：主要起自骨盆的内面和外面,可分为前、后群。前群有髂腰肌和阔筋膜张肌;后群肌位于臀部,主要包括臀大、中、小肌和梨状肌。臀大肌位于臀部浅层,略呈长方形,查看臀大肌的起止点;翻开臀大肌,观察臀中肌和梨状肌;翻开臀中肌查看臀小肌。观察时着重注意臀肌的层次、形态、纤维束走向。

（2）大腿肌：位于股骨周围,分为前、后和内侧群。前群观察缝匠肌的起止点,股四头肌的起止点和髌韧带的位置,并在自身上触摸髌韧带。内侧群辨认耻骨肌、长收肌、股薄肌、短收肌、大收肌。在股前面的上部,辨认股三角的周界,查看其内容及排列。后群辨认股二头肌、半膜肌、半腱肌。

（3）小腿肌：分三群。前群辨认胫骨前肌、趾长伸肌和拇长伸肌;外侧群辨认腓骨长、短肌;后群观察浅层的小腿三头肌的构成、形态与位置,跟腱的形成及终止部位,以及与距小腿关节的位置关系,对照标本在自己身上观察和触摸小腿三头肌的肌腹和跟腱的轮廓。翻开小腿三头肌,辨认深层的趾长屈肌,拇长屈肌和胫骨后肌,观察它们的肌腱与内踝的位置关系。

（4）足肌：分足背肌和足底肌。

在膝关节的后方观察腘窝的构成。

课后小结

1. 膈肌的形态结构及其上主要的裂或孔经过的结构有哪些?
2. 三角肌的形态结构及臀区的层次如何?
3. 股三角的组成及其内容物的排列如何?
4. 腹前外侧群肌的层次及其腱膜与腹直肌鞘的关系如何?
5. 本课出现的问题,并布置复习和预习任务。

知识拓展

为什么长期用电脑会引起"鼠标手"?

"鼠标手"在医学上被称为"腕管综合征",是一种因长时间使用电脑而形成的职业病。每天持续2小时到6小时手持电脑鼠标工作或玩电脑游戏的人,都会有不同程度的腕部损伤。腕管是由腕横韧带与腕骨沟共同围成的纤维性隧道,保护着手腕的正中神经。一般情况下,手腕在正常情况下活动不会妨碍正中神经,但当你在操作电脑时,由于键盘和鼠标有一定的高度,手腕就必须背屈一定角度,这时腕部就处于强迫体位,不能自然伸展。手腕关节长时间处于紧张状态,压迫了腕管中的正中神经,使神经传导被阻断,从而造成手掌的感觉与运动发生障碍。于是就会出现"鼠标手"。"鼠标手"主要表现是手掌麻木、食指在拖动鼠标时容易抽筋,腕关节肿胀、手部动作不灵活甚至无力等。

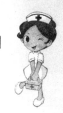

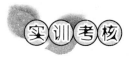 实训考核

一、填空题（课前完成）

1. 肌由_____和_____构成,其中_____具有收缩作用。

2. 肌的辅助结构有_____、_____和_____等。

3. 肌根据外形可分为短肌、扁肌、_____和_____四种类型。

4. 咀嚼肌配布在颞下颌关节的周围,其中_____肌和_____肌都可在体表摸到。

5. 胸锁乳突肌起自_____和_____,止于_____,一侧收缩使头向_____倾斜,颜面转向_____,两侧若同时收缩使头_____。

6. 膈收缩时,膈的顶部_____,胸腔容积_____。膈有三个裂孔,即_____(有_____、_____通过)、_____(有_____、_____通过)、_____(有_____通过)。

7. 腹前外侧壁的三块扁肌由浅入深依次为_____、_____和_____。

8. 腹股沟韧带连于_____与_____之间,由腹外斜肌腱膜的下部增厚形成。

9. 腹股沟管内经过的结构,男性是_____;女性是_____。

10. 三角肌起于_____、_____和_____,止于_____,收缩时主要使肩关节_____。

二、填图题（课中完成）

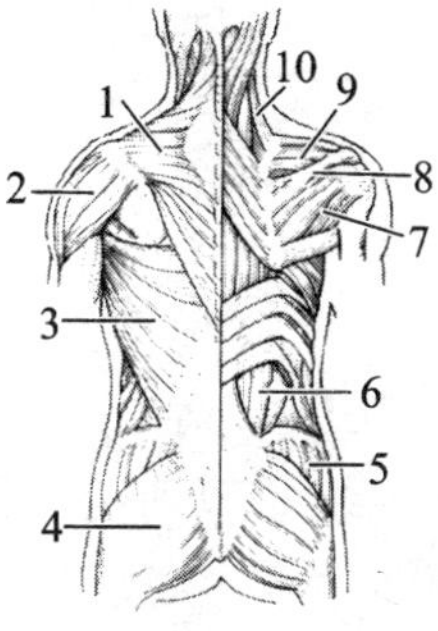

图 2-3-1　背肌

1._____　2._____　3._____　4._____　5._____

6._____　7._____　8._____　9._____　10._____

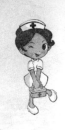

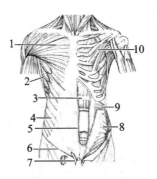

图 2 - 3 - 2　胸腹肌

1. _____　　2. _____　　3. _____　　4. _____　　5. _____

6. _____　　7. _____　　8. _____　　9. _____　　10. _____

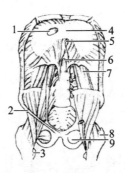

图 2 - 3 - 3　膈与腹后壁肌

1. _____　　2. _____　　3. _____　　4. _____　　5. _____

6. _____　　7. _____　　8. _____　　9. _____

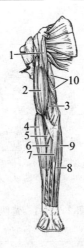

图 2 - 3 - 4　上肢肌(前面)

1. _____　　2. _____　　3. _____　　4. _____　　5. _____

6. _____　　7. _____　　8. _____　　9. _____　　10. _____

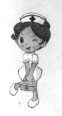

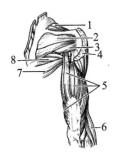

图 2 - 3 - 5　上肢带肌和臂后群肌

1. _____　　2. _____　　3. _____　　4. _____

5. _____　　6. _____　　7. _____　　8. _____

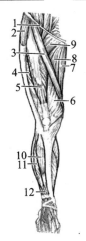

图 2 - 3 - 6　下肢肌(前面)

1. _____　2. _____　3. _____　4. _____　5. _____　6. _____

7. _____　8. _____　9. _____　10. _____　11. _____　12. _____

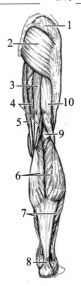

图 2 - 3 - 7　下肢肌(后面)

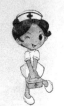

1. _____ 2. _____ 3. _____ 4. _____ 5. _____

6. _____ 7. _____ 8. _____ 9. _____ 10. _____

三、思考题（课后完成）

1. 哪些肌是肌内注射的常选部位？说出各肌的位置和作用。

2. 股三角如何构成？其内有哪些主要结构，排列如何？

（罗　欢）

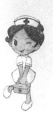

实训四 消化系统和呼吸系统

某患者,男,50岁,8小时前出现脐周持续性钝痛,伴阵发性加剧,后疼痛逐渐转移至右下腹,伴发热、恶心、呕吐、腹泻。查体:右下腹麦氏点压痛、反跳痛阳性,肌紧张度增高。

临床诊断:急性阑尾炎。请思考以下问题:

1. 阑尾易发生炎症的解剖学特点?

2. 什么是麦氏点?

3. 手术中怎样追踪阑尾的根部?

实训目的与要求

1. 掌握消化管各段位置、形态、分部、结构和连续关系。

2. 了解食管、胃、直肠的毗邻。

3. 掌握肝的位置、形态和分叶,了解肝段的概念。

4. 掌握胆囊的位置、形态,胆囊底的体表投影,以及肝外胆道的组成和连通关系。

5. 掌握胰的位置和形态。

6. 熟悉鼻的分布。掌握鼻腔外侧壁的结构,鼻旁窦的组成及开口部位。

7. 熟悉喉的体表结构,喉软骨的形态、位置、连结概况。掌握喉腔的形态结构和分部。

8. 熟悉气管的位置、分部和主要毗邻。掌握左、右主支气管的差别。

9. 掌握肺的位置、形态和分叶。了解肺段的概念。

10. 掌握胸膜的配布和胸膜腔的构成,肋膈隐窝的位置。

11. 熟悉纵隔的境界、分部和主要结构。

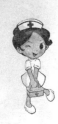

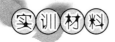
实训材料

1. 消化系统概况标本及模型。

2. 半身的人体模型。

3. 头颈部正中矢状切面标本或模型。

4. 各类牙模型及牙的构造模型。

5. 舌标本。

6. 各段消化管及消化腺的标本或模型。

7. 男、女性骨盆腔正中矢状切面。

8. 呼吸系统概况标本。

9. 鼻旁窦的标本。

10. 切除鼻甲显示出鼻道的标本。

11. 喉软骨的标本或模型。

12. 喉腔的正中矢状切面标本。

13. 支气管树的铸型标本或模型。

14. 两肺标本及肺段的分色注射标本或模型。

15. 切除胸前壁的半身标本与模型。

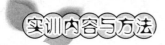
实训内容与方法

一、消化系统

在消化系统概况标本和人体半身模型上，观察消化系统的组成及上、下消化道的范围，注意消化管各段的连续关系。

1. 口腔　观察口腔以活体为主，结合头颈部正中矢状切面标本和离体标本。辨认人中和鼻唇沟；查看口腔的境界、分部及交通部位；再观察口腔各器官的位置和形态；重点观察咽峡、舌乳头、舌系带、舌下阜。结合活体作伸舌和舌尖偏向一侧等动作，领会颏舌肌的作用。在活体上观察牙的排列，牙冠的形态，牙龈的位置、色泽和形态；在牙的构造模型上观察釉质、牙质、牙骨质、牙根管和牙髓等结构。在头面部解剖标本上，观察三对大唾液腺的位置和形态，寻认它们导管的开口。

2. 咽　在头颈部正中矢状切面标本和咽腔标本上，观察咽的位置、分部及咽与鼻腔、口腔、喉腔的通连关系；查看咽鼓管咽口、咽隐窝、腭扁桃体、梨状隐窝。

3. 食管　在已打开胸腹腔的尸体标本上寻认食管，观察食管的走行、三狭窄的位置及各段的毗邻关系。

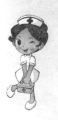

4. 胃 观察胃的形态位置,胃与食管、十二指肠的续接,确认胃的分部,明确胃各壁的毗邻。查看胃黏膜形态和幽门括约肌形态、位置。

5. 十二指肠 观察十二指肠的分部和各部的位置,确认十二指肠与胰头的关系,辨认十二指肠空肠曲,寻认十二指肠悬肌、十二指肠大乳头和肝胰壶腹的开口。

6. 空肠与回肠 提起肠管,沿十二指肠空肠曲向远侧追踪,观察空肠和回肠在腹腔内的位置,回肠与盲肠的续接。将全部空、回肠推向一侧,观察肠系膜根的走向。

7. 盲肠和阑尾 在腹腔解剖标本上,观察盲肠的位置、形态;观察阑尾的形态、位置,确认阑尾根部与三条结肠带的关系。取回盲部的切开标本,观察回盲瓣的形态及阑尾在盲肠的开口。将盲肠和阑尾恢复原位,验证阑尾根部的体表投影。在活体的腹前壁,标出阑尾根部的投影位置。

8. 结肠 辨认结肠带、结肠袋和肠脂垂;再沿盲肠向远端追踪,观察各段结肠的形态、位置和活动度,确定结肠右曲与肝、结肠左曲与脾的位置关系。

9. 直肠与肛管 在骨盆正中矢状切面标本和直肠、肛管的切开标本上,观察直肠的位置、在矢状面上的弯曲以及直肠横襞。注意直肠周围邻接器官的性别差异;查看直肠与肛管的续接部位,以及肛柱、肛瓣、肛窦、齿状线的形态和肛门内、外括约肌的位置。

10. 肝和胆囊 在腹腔解剖标本或人体半身模型上观察肝和胆囊的位置。取肝的离体标本,观察肝的形态和分叶,辨认冠状韧带、镰状韧带在肝膈面的附着部位;辨认出入肝门的结构;观察胆囊的位置、形态和分部;取肝胆胰和十二指肠标本,观察肝外胆道的组成及其联属,寻认胆总管穿经十二指肠壁的部位,确定胆总管的开口。对照标本,在活体的躯干前壁标出肝和胆囊底的体表投影。

11. 胰 在腹膜后间隙器官标本上,观察胰的位置及其与腹膜的关系。在肝胆胰和十二指肠标本上,观察胰的形态和分部,再次确认胰头与十二指肠的关系;检查胰管位置及其与胆总管的关系。

二、呼吸系统

在呼吸系统概况标本上,观察呼吸道的组成及各器官的连续关系。

1. 鼻 在活体上观察外鼻的形态结构,在头颈部正中矢状切面标本上区分鼻前庭和固有鼻腔,辨认嗅区和呼吸区的范围,确认上、中、下鼻甲,上、中、下鼻道和蝶筛隐窝。在鼻旁窦标本上,辨认上颌窦、额窦、蝶窦、筛窦的位置及其开口部位。

2. 喉 在活体上观察喉的位置,触摸喉结、甲状软骨上切迹、环状软骨及吞咽时喉的上、下活动。在喉的离体标本和喉软骨标本上,识别甲状软骨、环状软骨、杓状软骨和会厌软骨的形态及其连接。在喉腔的正中矢状切面标本上,辨认前庭襞、声襞、喉室;比较前庭裂、声门裂的大小;确认喉前庭、喉中间腔、声门下腔的范围。在喉肌标本上,观察喉肌的分布。

3. 气管与主支气管 取气管与主支气管标本,观察气管软骨、气管后壁的形态,辨认

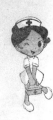
气管隆嵴的位置形态,比较左、右主支气管的形态差异,理解气管异物易掉入右主支气管内的原因,在人体半身模型上,观察气管的颈部及其毗邻关系。

4. 肺　在已切除胸前壁的半身标本与模型上,观察肺的位置。取肺标本,观察左、右肺的形态及其差别,辨认肺裂和肺叶。在肺的内侧面观察肺门并识别肺门的各结构。取肺的透明模型或支气管树的铸型标本,观察肺叶支气管、肺段支气管及其分支。取肺透明模型或肺段的分色注射标本,识别支气管肺段。

5. 胸膜和纵隔　在胸腔已打开的标本上,观察脏胸膜和壁胸膜的配布,壁胸膜的分部,注意脏、壁胸膜的移行部位,体会胸膜腔的潜在性。观察胸膜顶及肋膈隐窝的位置和形态。取纵隔标本,观察纵隔的境界、分部及主要内容。

课后小结

1. 总结咽的分部和联通。
2. 食管的三个狭窄位置及其距上颌中切牙的距离。
3. 直肠和肛管的形态结构
4. 呼吸道和肺的形态结构。
5. 本次课出现的问题,并布置复习和预习任务。

知识拓展

幽门螺杆菌感染

幽门螺杆菌的传染力很强,可通过手、不洁食物、不洁餐具、粪便等途径传染,所以,日常饮食要养成良好的卫生习惯,预防感染。幽门螺杆菌进入胃后,借助菌体一侧的鞭毛提供动力穿过黏液层。研究表明,幽门螺杆菌在黏稠的环境下具有极强的运动能力,强动力性是幽门螺杆菌致病的重要因素。幽门螺杆菌到达上皮表面后,通过黏附素,牢牢地与上皮细胞连接在一起,避免随食物一起被胃排空。并分泌过氧化物歧化酶(SOD)和过氧化氢酶,以保护其不受中性粒细胞的杀伤作用。幽门螺杆菌富含尿素酶,通过尿素酶水解尿素产生氨,在菌体周围形成"氨云"保护层,以抵抗胃酸的杀灭作用。

实训考核

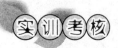

一、填空题(课前完成)

1. 咽可分为_____、_____、_____三个部分。
2. 食管三处狭窄分别位于_____、_____、_____。

3. 胃的入口是_____，出口是_____。

4. 胃溃疡和十二指肠溃疡的好发部位分别是_____、_____。

5. 结肠和盲肠的三个形态特征为_____、_____、_____。

6. 直肠在矢状位上的弯曲分别是_____、_____。

7. 胆总管由_____和_____汇合而成。

8. 呼吸系统由_____和_____两部分组成。

9. 上呼吸道包括_____、_____、_____三部分。

10. 喉的软骨主要有_____、_____、_____和_____四种

11. 喉腔从上到下依次是_____、_____和_____。喉腔最狭窄的部位是_____。

12. 壁胸膜依其所在的部位可分_____、_____、_____和_____四部分。

二、填图题(课中完成)

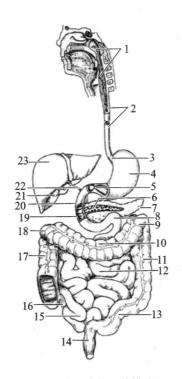

图 2－4－1 消化系统模式图

1. _____ 2. _____ 3. _____ 4. _____ 5. _____ 6. _____

7. _____ 8. _____ 9. _____ 10. _____ 11. _____ 12. _____

13. _____ 14. _____ 15. _____ 16. _____ 17. _____ 18. _____

19. _____ 20. _____ 21. _____ 22. _____ 23. _____

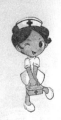

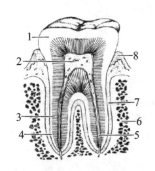

图 2 - 4 - 2   牙的结构

1. _____   2. _____   3. _____   4. _____

5. _____   6. _____   7. _____   8. _____

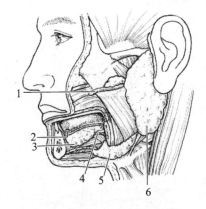

图 2 - 4 - 3   唾液腺

1. _____   2. _____   3. _____   4. _____   5. _____   6. _____

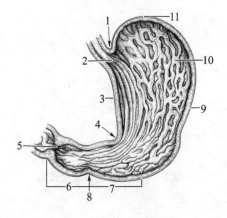

图 2 - 4 - 4   胃的黏膜

1. _____   2. _____   3. _____   4. _____   5. _____   6. _____

7. _____   8. _____   9. _____   10. _____   11.

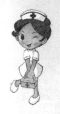

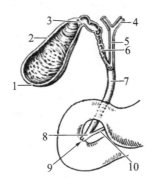

图 2-4-5 肝外胆道

1. _____ 2. _____ 3. _____ 4. _____ 5. _____

6. _____ 7. _____ 8. _____ 9. _____ 10. _____

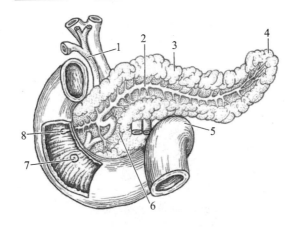

图 2-4-6 胰腺与十二指肠

1. _____ 2. _____ 3. _____ 4. _____

5. _____ 6. _____ 7. _____ 8. _____

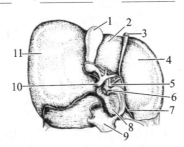

图 2-4-7 肝脏脏面结构

1. _____ 2. _____ 3. _____ 4. _____ 5. _____ 6. _____

7. _____ 8. _____ 9. _____ 10. _____ 11. _____

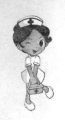

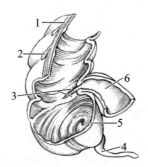

图 2 - 4 - 8　盲肠和阑尾

1. _____　2. _____　3. _____　4. _____　5. _____　6. _____

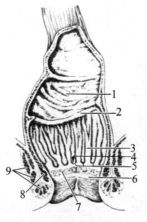

图 2 - 4 - 9　直肠与肛管

1. _____　2. _____　3. _____　4. _____　5. _____

6. _____　7. _____　8. _____　9. _____

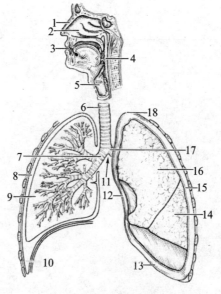

图 2 - 4 - 10　呼吸系统全貌

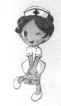

1. _____	2. _____	3. _____	4. _____	5. _____	6. _____
7. _____	8. _____	9. _____	10. _____	11. _____	12. _____
13. _____	14. _____	15. _____	16. _____	17. _____	18. _____

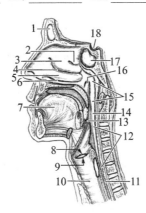

图 2 - 4 - 11 头颈部正中矢状切面

1. _____	2. _____	3. _____	4. _____	5. _____	6. _____
7. _____	8. _____	9. _____	10. _____	11. _____	12. _____
13. _____	14. _____	15. _____	16. _____	17. _____	18. _____

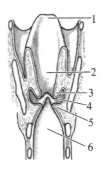

图 2 - 4 - 12 喉腔

| 1. _____ | 2. _____ | 3. _____ | 4. _____ | 5. _____ | 6. _____ |

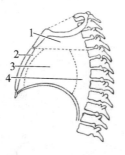

图 2 - 4 - 13 纵隔分部

| 1. _____ | 2. _____ | 3. _____ | 4. _____ |

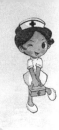

三、思考题(课后完成)

1. 简述咽的分部与联通。

2. 说出胆汁的排除途径。

3. 简述左、右主支气管的形态特点,其有什么临床意义?

4. 肋膈隐窝的位置和临床意义是什么?

(芮　鑫)

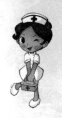

实训五 泌尿、生殖系统和腹膜

案 例

某患者,男,35 岁,突发左腰部剧痛,伴有尿频、尿急,并向同侧下腹、会阴放射。查体:左侧肾区压痛明显,有叩击痛,其余正常。

临床诊断:左输尿管结石。请思考以下问题:

1. 何为肾区?

2. 输尿管结石易滞留在哪些位置?

3. 该男性若是肾盂内小结石,其排出体外要经过哪些主要狭窄?

实训目的与要求

1. 掌握肾的位置、形态、构造,了解肾的主要毗邻和被膜的包被概况。

2. 掌握输尿管的形态、分部和狭窄部位。

3. 掌握膀胱的形态、位置和主要毗邻,以及膀胱三角的构成和特点。

4. 了解女性尿道的形态特点,掌握其开口部位。

5. 掌握睾丸和附睾形态、位置和结构。

6. 熟悉输精管的行径、分部、形态特征和射精管的合成、位置、行径与开口。

7. 了解精索的组成与位置。

8. 掌握前列腺的形态、位置和主要毗邻。了解精囊腺、尿道球腺的位置和形态特点。

9. 熟悉阴茎的形态,掌握男性尿道的分部、三个狭窄、三个扩大和两个弯曲。

10. 掌握卵巢的形态、位置及固定装置,以及输卵管的位置、分部。

11. 掌握子宫的形态、分部、位置、正常姿势、韧带和其他固定装置。

12. 熟悉阴道的形态、位置及阴道穹的形成与毗邻。

13. 熟悉女性乳房的位置、形态和结构。

14. 了解会阴的境界和分部。

15. 熟悉大网膜、小网膜的形成、位置和分部,网膜囊和网膜孔的境界和位置。

16. 了解各系膜和韧带的名称、形成、位置和附着。

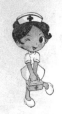

17. 熟悉直肠膀胱陷凹和直肠子宫陷凹的位置。

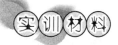

1. 腹膜后间隙的脏器标本或模型。

2. 显示泌尿生殖系统概况的男、女性标本。

3. 肾的冠状剖面标本或模型。

4. 男女性盆腔正中矢状切面标本或模型。

5. 男、女性盆腔器官标本或模型。

6. 阴茎、睾丸解剖标本。

7. 前列腺和精囊腺解剖标本或模型。

8. 阴囊层次标本及精索标本。

9. 女性内生殖器的解剖标本或模型。

10. 显示子宫内腔及输卵管子宫部内腔的标本、模型。

11. 女性外生殖器标本或模型。

12. 女性乳房的标本或模型。

13. 会阴的标本或模型。

14. 腹膜的标本和模型(正中矢状面和水平面)。

15. 人体半身模型(显示内脏及胸腹后壁结构)。

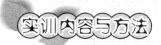

一、泌尿系统

取泌尿生殖系统概况标本,观察泌尿系统的组成及各器官的连续关系。

1. 肾　在离体肾和在腹膜后间隙的器官标本观察肾的位置和形态,注意比较左、右肾的位置差异及各自与第 12 肋的关系。观察肾门的位置,辨认出入肾门的肾动脉、肾静脉及肾盂,注意肾盂与输尿管的移行关系。利用通过肾中部的腹后壁横切标本,分辨并观察肾的三层被膜。利用肾剖面标本或模型,分辨肾皮质和肾髓质的构造和特点。观察肾窦及其内容物,注意肾盂与肾大盏和肾小盏的连属关系。

2. 输尿管　在腹膜后间隙器官标本和离体标本上寻认输尿管,并追踪观察其行径和形态,注意辨认三个狭窄部位。

3. 膀胱　取膀胱离体标本,结合男、女性盆腔正中矢状切面标本,观察膀胱的形态、位置和毗邻。取切开膀胱壁的标本,寻认输尿管的开口和尿道内口,观察各口的形态和膀胱三角的黏膜特点。

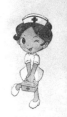

4. 女性尿道　取女性盆腔正中矢状切标本,观察女性尿道的行程、毗邻、形态特点、尿道外口和阴道口的位置关系。

二、男性生殖系统

1. 睾丸与附睾　在男性生殖器标本上,观察睾丸与附睾的位置和形态;睾丸鞘膜的形态和脏、壁两层的配布,以及鞘膜腔的形成。

2. 输精管、精囊腺和射精管　观察输精管的起始、行程和终止,触摸输精管有硬索状感;查看精索的位置和构成;结合男性盆腔正中矢切标本,在膀胱底的后方观察精囊的形态及其与输精管末端的位置关系;在膀胱颈的后下方,观察射精管的合成、行程和开口部位。

3. 前列腺和尿道球腺　观察前列腺的形态及其与膀胱颈、尿生殖膈和直肠的位置关系;观察尿道球腺的位置和形态。

4. 阴茎和阴囊　在阴茎的解剖标本上区分阴茎头、阴茎体和阴茎根;在阴茎横切标本上观察三条海绵体的形态和位置关系;查看尿道外口的位置和形态;查看阴茎包皮及包皮系带的位置和构成。观察阴囊的构造和内容。

5. 男尿道　在男性盆腔正中矢状切标本中,观察尿道的起止和分部;两个弯曲和三个狭窄的形态和部位。

三、女性生殖系统、乳房和会阴

1. 卵巢　在女性生殖器标本或模型上,观察卵巢的形态和位置,寻认固定装置卵巢悬韧带和卵巢固有韧带,查看卵巢与子宫阔韧带的关系。

2. 输卵管　在子宫阔韧带的上缘内寻认输卵管,观察它的分部及各部的形态特征,识别输卵管的标志输卵管伞。

3. 子宫　观察子宫的位置和姿势,以及子宫与膀胱、阴道和直肠的位置关系;辨认子宫的形态和分部;子宫腔和子宫颈管的形态及其连通关系;子宫各韧带的位置、附着和构成。

4. 阴道　观察其位置和毗邻;查看阴道穹的构成,以及阴道穹后部与直肠子宫陷凹的位置关系。

5. 乳房　在女性乳房的解剖标本上,观察乳头、乳晕、乳腺叶、输乳管的排列方向和开口位置,辨认乳房悬韧带。

6. 会阴　取会阴肌标本,观察会阴的范围;尿生殖区和肛区的划分,查看穿过该二区的结构;观察狭义会阴的位置,以及会阴诸肌与会阴中心腱的关系。

四、腹膜

取腹膜标本或模型,翻开腹前壁,观察脏腹膜、壁腹膜的分布和腹膜腔的形成。进一

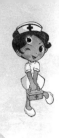

步观察：冠状韧带和镰状韧带的附着，并在镰状韧带的游离缘内寻认肝圆韧带；继续观察大网膜的形态、位置和附着部位，小网膜的位置和组成，并检查小网膜游离缘内通过的主要结构及网膜孔的位置；肠系膜的形态及肠系膜根的附着部位；横结肠系膜、乙状结肠系膜、阑尾系膜的形态，注意在系膜的两层之间包含的血管等结构。

在腹腔解剖标本观察网膜囊的位置，范围和交通。结合男、女性骨盆腔正中矢状切面标本，检查腹膜在骨盆腔器官之间的移行关系，确认肝肾隐窝、直肠膀胱陷凹、直肠子宫陷凹和膀胱子宫陷凹的位置。

在腹膜模型上查看胃、空肠、回肠、盲肠、阑尾、升结肠、横结肠、降结肠、乙状结肠、肝、脾、子宫等器官被腹膜覆盖的范围，并根据腹膜覆盖范围确定这些器官的类型。

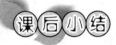

1. 总结肾区位置和临床意义。

2. 总结输尿管和男性尿道的狭窄部位。

3. 总结子宫附件的形态位置。

4. 总结乳房和产科会阴的形态结构。

5. 总结腹膜形成的主要结构。

6. 本次课出现的问题，并布置复习和预习任务。

知识拓展

男性包皮垢与女性宫颈癌

子宫颈癌是女性常见的恶性肿瘤，在女性生殖器癌症中占首位。以45～55岁的已婚妇女为最多，20岁以下和60岁以上者较为少见。其病因尚无定论，可能是多种因素引起。据临床研究和实验观察，除了与早婚、早育、多产、子宫颈糜烂、性生活紊乱、疱疹病毒Ⅱ（HSV—2）感染等因素有关外，还与男子包皮垢刺激有一定关系。有实验报道，用男子包皮垢刺激小白鼠子宫颈，结果发现小白鼠宫颈细胞出现不同程度增生。继而发生癌样改变。犹太人男人出生时有割礼（切除龟头前端阴茎包皮）的习俗，统计发现犹太人已婚妇女宫颈癌发生率为最低，这说明男子包皮垢与女性宫颈癌发生有直接关系。另外男子包皮过长、包茎（包皮口狭小，包皮不能翻转、阴茎头不能外露者称为包茎）会经常反复发炎，是引起阴茎癌变的主要因素。

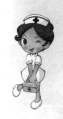

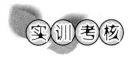

一、填空题（课前完成）

1. 泌尿系统由_____、_____、_____和_____组成。

2. 12肋斜过左肾后面_____,右肾后面_____。肾区位于_____与_____之间的部位。

3. 肾被膜由内向外三层是_____、_____、_____。

4. 膀胱可分为_____、_____、_____和_____四部。

5. 男性生殖腺是_____,输精管道包括_____、_____、_____和_____。

6. 输精管可分为_____、_____、_____和_____四部分。结扎部位在_____。

7. 女性生殖腺是_____,输卵管道包括_____、_____和_____。

8. 正常成年女性子宫位置是_____位,固定子宫的韧带是_____、_____、和_____,其中_____可限制子宫向两侧移位。

9. 由于乳腺叶和输乳管围绕乳头呈_____排列,乳房手术时应尽量做_____切口。

10. 站立或半卧位时,男性_____和女性_____是腹膜腔最低部位。

11. 腹膜与器官的关系有_____、_____、_____三种。

二、填图题（课中完成）

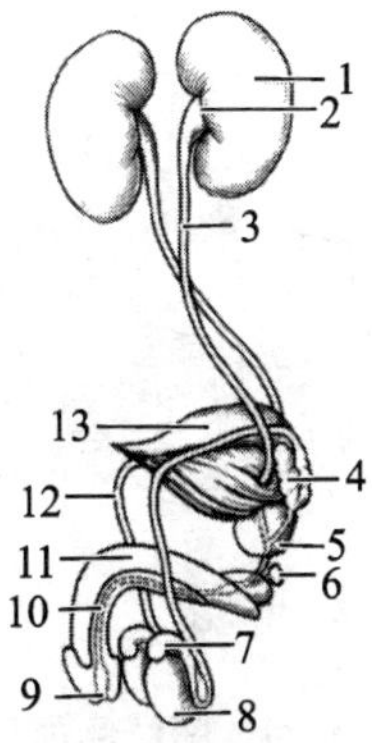

图 2－5－1　男性泌尿生殖系统模式图

1._____　　2._____　　3._____　　4._____　　5._____　　6._____

7._____　　8._____　　9._____　　10._____　　11._____　　12._____

13._____

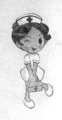

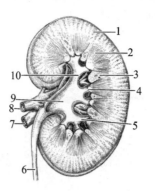

图 2－5－2 肾冠状切面

1. _____ 2. _____ 3. _____ 4. _____ 5. _____
6. _____ 7. _____ 8. _____ 9. _____ 10. _____

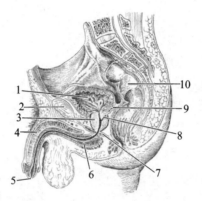

图 2－5－3 男性盆腔正中矢状切面

1. _____ 2. _____ 3. _____ 4. _____ 5. _____
6. _____ 7. _____ 8. _____ 9. _____ 10. _____

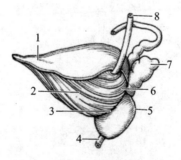

图 2－5－4 膀胱侧面观

1. _____ 2. _____ 3. _____ 4. _____
5. _____ 6. _____ 7. _____ 8. _____

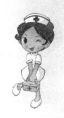

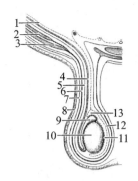

图 2－5－5　阴囊结构模式图

1. _____　　2. _____　　3. _____　　4. _____　　5. _____　　6. _____

7. _____　　8. _____　　9. _____　　10. _____　　11. _____　　12. _____

13. _____

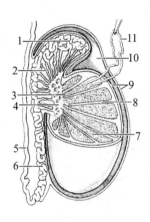

图 2－5－6　睾丸的内部结构与被膜模式图

1. _____　　2. _____　　3. _____　　4. _____　　5. _____　　6. _____

7. _____　　8. _____　　9. _____　　10. _____　　11. _____

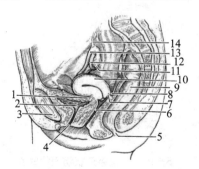

图 2－5－7　女性盆腔正中矢状断面

1. _____　　2. _____　　3. _____　　4. _____　　5. _____　　6. _____

7. _____　　8. _____　　9. _____　　10. _____　　11. _____　　12. _____

13. _____　　14. _____

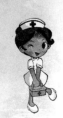

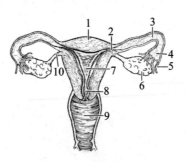

图 2-5-8　女性内生殖器

1. _____　　2. _____　　3. _____　　4. _____　　5. _____　　6. _____

7. _____　　8. _____　　9. _____　　10. _____

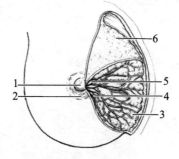

图 2-5-9　成年女性乳房

1. _____　　2. _____　　3. _____　　4. _____　　5. _____　　6. _____

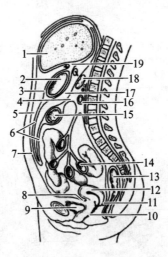

图 2-5-10　腹膜腔矢状切面模式图

1. _____　　2. _____　　3. _____　　4. _____　　5. _____　　6. _____

7. _____　　8. _____　　9. _____　　10. _____　　11. _____　　12. _____

13. _____　　14. _____　　15. _____　　16. _____　　17. _____　　18. _____

19. _____

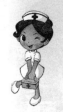

三、思考题（课后完成）

1. 简述男、女性尿道的特点及临床意义。
2. 输精管分哪几部分？结扎部位在何处？
3. 维持子宫正常位置的韧带有哪些？它们各有何作用？
4. 输卵管分哪几部分？受精和结扎各在何处？
5. 女性腹膜腔经过哪些结构和外界相通？

（张 磊）

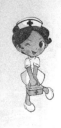

实训六 心脏、心包

案 例

患者,男性,62岁,高血压、高脂血症多年,近半年来每当劳累时出现胸骨后中上段部位压榨性疼痛,伴左肩及内侧放射,每次疼痛持续3～5分钟,休息片刻后可缓解。胸痛发作时心电图提示前壁多导联 ST 段压低 0.5 mV 以上。

临床诊断:冠心病、心绞痛。请思考以下问题:

1. 心的血液供应来源于哪些动脉,分别供应心的哪些部位?

2. 冠状窦位于何处,其主要属支有哪些?

实训目的与要求

1. 掌握心的位置、外形及主要毗邻。

2. 掌握心各腔的形态结构。

3. 了解心壁的构造和心的体表投影。

4. 掌握心的传导系组成和功能。

5. 掌握心冠状动脉的起始、行程、主要分支和分布。了解心的静脉。

6. 了解心包的构成、心包腔的形成及心包窦的位置。

实训材料

1. 胸腔的解剖标本。

2. 离体心脏标本。

3. 心腔的解剖标本。

4. 心的血管标本。

5. 心的传导系统模型。

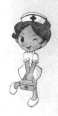

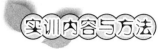

一、心的位置和外形

在胸腔的解剖标本上,观察心的位置,注意心的长轴与正中矢状面的关系。查看心与肺、胸膜、胸骨、2~6肋软骨、气管、食管和大血管的毗邻关系。取离体心标本,观察心的外形,辨认心尖、心底、心的三缘、胸肋面和膈面。辨认心表面的冠状沟,前、后室间沟,注意它们与心房和心室的关系。

二、心腔的形态

在已切开的离体心标本上或模型上进行观察。

1. 右心房　观察右心耳的外形和其内面的梳状肌,辨认上腔静脉口、下腔静脉口和右房室口。在右房室口与下腔静脉口之间寻找冠状窦口。在房间隔的下部寻找卵圆窝,注意其形态并思考其形成的原因。

2. 右心室　在右房室口的周缘,观察右房室瓣的形态和开口方向,以及瓣膜、腱索、乳头肌的连接关系。追踪右心室腔向左上方伸延的部分,形似倒置的漏斗形的动脉圆锥,动脉圆锥的上端即是肺动脉口,注意肺动脉瓣的形态和开口方向。

3. 左心房　观察左心耳及其内面的梳状肌,寻认四个肺静脉口和左房室口。

4. 左心室　观察左心室内腔亦呈倒置的圆锥形,其底部有出入两口,左后方的为左房室口,在左房室口处,观察左房室瓣的形态和开口方向。观察腱索与瓣膜、乳头肌。右前方的为主动脉口。注意主动脉瓣的形态和开口方向。

三、心壁的构造

在已切开的心标本上观察,由内向外分为心内膜、心肌层和心外膜三层。比较左、右心室肌的厚度。寻认心的纤维骨骼(左、右纤维三角,四个瓣膜纤维环,圆锥韧带,室间隔膜部和瓣膜间隔)、房间隔和室间隔。

四、心的传导系统

心传导系统诸结构,在人心标本上不易辨认,对照心的传导系统模型进行观察。

1. 窦房结　位于上腔静脉与右心房交界处前方的心外膜深面。

2. 房室结　在冠状窦口前上方的心内膜深面寻认房室结,观察其形态。

3. 房室束　由房室结的前端发出,在室间隔肌部的上缘分为左束支和右束支。在室间隔的左、右心室面追踪观察左、右束支的分支和分布。

五、心的血管

取心的血管标本和模型进行观察。

1. 冠状动脉　在主动脉的根部附近寻认左、右冠状动脉的起始,并追踪观察其行程、

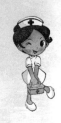

分支和分布。

2. 静脉　在冠状沟的后部寻认冠状窦，观察其形态、注入部位和接受的属支。

六、心包

取胸腔解剖标本，辨认纤维心包和浆膜心包，区分浆膜心包的脏层和壁层，观察心包腔的构成。探查心包窦（横窦、斜窦和前下窦）。

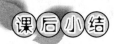

1. 心的形态、位置及心腔主要结构。
2. 心的传导系统和心的血液供应。
3. 心包和心的体表投影。
4. 本次课出现的问题，并布置复习和预习任务。

知识拓展

心脏冠脉搭桥术

冠状动脉旁路移植术，俗称冠脉搭桥术，英文缩写CABG，是国际上公认的治疗冠心病最有效的方法，已有三十多年的历史。用于修复或替换梗阻的冠状动脉以改善心脏心肌血供的手术。手术方法为用移植的血管（常选自身的大隐静脉、乳内动脉、胃网膜右动脉、桡动脉、腹壁下动脉等）在主动脉根部及梗阻的冠状动脉远端建立一条血管通路，让血液绕过狭窄的部分，到达缺血的部位，改善心肌血液供应，进而达到缓解心绞痛症状，改善心脏功能，提高患者生活质量及延长寿命的目的。这种手术有人形象地将其称为在心脏上架起了"桥梁"，俗称"搭桥术"。

一般来说，冠状动脉管腔狭窄低于50％时，对血流的影响不大，使用药物治疗即可有满意的疗效。当狭窄达到75％时就会明显影响血流的通畅而产生心绞痛症状。此时就需要进行介入支架手术或是外科搭桥手术治疗。目前，介入支架手术已经成为冠心病治疗的主要手段，通常对于单支冠状动脉狭窄，或多支冠状动脉的局限性狭窄都可进行介入支架手术。只有对于多支冠状动脉的弥漫性狭窄才需要进行搭桥手术。

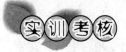

一、填空题（课前完成）

1. 脉管系包括_____和_____，心房与心室表面的分界标志是_____，左、右心室表面的分界标志是_____和_____。

2. 心传导系包括_____、_____、_____和_____及普肯耶纤维网，其中

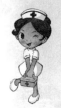

_____为正常心跳起搏点。

3. 心尖位于_____。

4. 房间隔缺损的好发部位是_____,室间隔缺损的好发部位是_____。

5. 右心房的入口有_____、_____、_____。

6. 心壁由_____、_____、_____构成。

7. 心包可分为_____心包和_____心包两部分。浆膜性心包分_____与_____。两层间形成的潜在性腔隙称_____。

二、填图题(课中完成)

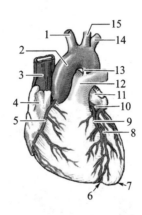

图2-6-1　心的外形和血管(前面)

1. _____　2. _____　3. _____　4. _____　5. _____
6. _____　7. _____　8. _____　9. _____　10. _____
11. _____　12. _____　13. _____　14. _____　15. _____

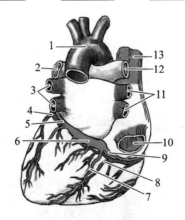

图2-6-2　心的外形和血管(后下面)

1. _____　2. _____　3. _____　4. _____　5. _____　6. _____
7. _____　8. _____　9. _____　10. _____　11. _____　12. _____
13. _____

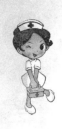

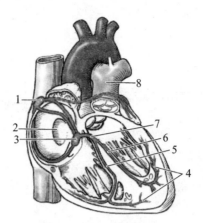

图 2 - 6 - 3　心传导系统

1. _____　2. _____　3. _____　4. _____

5. _____　6. _____　7. _____　8. _____

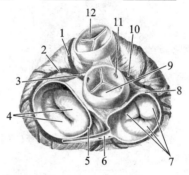

图 2 - 6 - 4　心室底

1. _____　2. _____　3. _____　4. _____　5. _____　6. _____

7. _____　8. _____　9. _____　10. _____　11. _____　12. _____

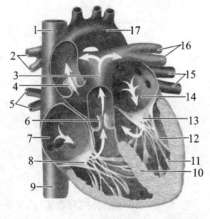

图 2 - 6 - 5　心腔及血流方向(前面)

1. _____　2. _____　3. _____　4. _____　5. _____　6. _____

7. _____　8. _____　9. _____　10. _____　11. _____　12. _____

13. _____　14. _____　15. _____　16. _____　17. _____

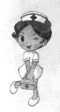

三、思考题（课后完成）

1. 心的四个腔各有哪些出入口？心腔内有哪些瓣膜，有何作用？
2. 何为心的传导系统，其组成如何？
3. 心的动脉来源、走行及主要分支分布如何？
4. 心包和心包腔的概念。
5. 简述心的体表投影。

（朱晓红）

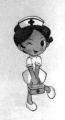

实训七　动脉、静脉和淋巴

案例

某患者,男性,56岁,有乙肝病史20年,以"呕血伴黑便2天"入院,入院查体:轻度贫血貌,全身皮肤黏膜无黄染,浅表淋巴结无肿大,腹壁静脉曲张,肝肋缘下未触及,脾锁骨中线肋缘下4 cm,无移动性浊音,肠鸣音正常。B超:脾肿大,肝脏回声均匀,门脉内径1.6 cm。胃镜:食管胃底静脉曲张2级。CT:肝脏大小正常,脾肿大,胰体尾部稍大。

临床诊断:门脉高压征、脾肿大。请思考以下问题:

1. 门静脉的位置、组成和结构特点如何? 其主要的属支有哪些?

2. 门静脉与上下腔静脉之间的吻合有哪些?

3. 脾位置和形态如何? 其触诊标志是什么?

实训目的与要求

1. 了解肺循环动、静脉的起始、行径。

2. 掌握主动脉的起止、行程、分部。

3. 掌握颈总动脉的起止、行程,颈外动脉的行程及主要分支。

4. 掌握锁骨下动脉、上肢动脉干的行程和主要分支。

5. 熟悉颈总动脉、颈内动脉、锁骨下动脉、肱动脉的体表投影。

6. 了解胸主动脉的行程和主要分支,熟悉腹主动脉的行程和主要分支。

7. 了解髂总动脉的位置,髂内动脉的主要分支。

8. 掌握髂外动脉的位置和下肢动脉干的名称、行程及其主要分支。

9. 掌握上、下腔静脉组成、位置、主要属支及收集范围。了解静脉角的概念。

10. 掌握门静脉的组成、行程、主要属支及收集范围。

11. 熟悉全身主要浅静脉的名称、行径和注入部位。

12. 熟悉胸导管的起始、行程、注入部位及收集范围。

13. 了解下颌下淋巴结、颈外侧淋巴结、腋淋巴结、腹股沟淋巴结的位置及收集范围。

14. 掌握脾的位置和形态。

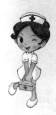

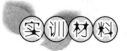

1. 胸腔的解剖标本或模型。

2. 离体心脏标本和放大的心脏模型。

3. 头颈部的动脉、静脉标本。

4. 躯干后壁的动脉、静脉标本。

5. 头颈和上肢的动脉、静脉标本。

6. 躯干的动脉、静脉标本。

7. 盆部和下肢的动脉、静脉标本

8. 腹部的动脉、静脉标本。

9. 肝标本。

10. 肝门静脉系与上、下腔静脉系的吻合模型。

11. 全身浅淋巴结的标本。

12. 胸导管及右淋巴导管标本。

13. 胸、腹、盆部的淋巴结标本。

14. 小儿胸腺的解剖标本。

15. 腹腔的解剖标本及离体的脾标本。

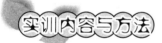

一、肺循环的血管

对照心脏标本和模型以及胸腔解剖标本,观察肺动脉干的起始、行程及左右肺动脉的行程。在肺动脉干分叉处和主动脉弓下缘之间寻认动脉韧带。肺静脉每侧各两条,在肺动脉的前下方离肺,穿过心包,注入左心房。

二、体循环的血管

(一)体循环动脉

主动脉是人体最大的动脉,体循环的动脉都直接或间接地从它发出。取躯干后壁的动脉标本,观察主动脉的起始、行程、分部和各部分支的分布概况。

1. 头颈部的动脉 取头颈和上肢的动脉标本、躯干的动脉标本,观察左、右颈总动脉的起始、行程和分支。观察颈内动脉和颈外动脉的行程和分支。结合标本,在活体上找出颞浅动脉和面动脉的压迫止血点。

2. 锁骨下动脉和上肢的动脉

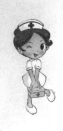

（1）锁骨下动脉：在头颈和上肢的动脉标本上，先观察左、右锁骨下动脉的起始和行程，然后观察其重要分支。

（2）上肢的动脉：取上肢的动脉标本观察。

①腋动脉：位于腋窝内，观察其主干的位置及主要分支的分布。

②肱动脉：在肱二头肌的内侧寻认肱动脉，观察其行程；下段观察与肱二头肌腱的位置关系；对照标本，在活体上确定肱动脉的压迫止血点和测听血压的部位。

③桡动脉和尺动脉：观察尺动脉和桡动脉在前臂的行程及其分支和分布。结合标本，在活体上触摸桡动脉搏动最明显的部位。

④掌浅弓和掌深弓：在屈指肌腱的浅面和深面，分别寻找掌浅弓和掌深弓，观察其组成、分支和分布。对照标本，在活体上划出掌浅弓和指掌侧固有动脉的投影部位。

3. 胸部的动脉　取躯干后壁的动脉标本，可见胸主动脉为主动脉弓的延续，下至膈的主动脉裂孔；观察肋间后动脉在肋间隙内的走行部位、分支和分布。

4. 腹部的动脉　在躯干的动脉标本和腹后壁的动脉标本上观察腹主动脉及分支。

（1）不成对的脏支：

①腹腔干：在膈的主动脉裂孔下方，寻认腹腔干，在胰头上方寻认向右前方走行的肝总动脉，在胰的上缘寻认脾动脉，分别观察它们的分支和分布。在观察完毕后，总结胃的动脉供应和各动脉的走行部位。

②肠系膜上动脉：在肠系膜根内寻认肠系膜上动脉，观察其行程和分支的分布。注意阑尾动脉的行经部位。

③肠系膜下动脉：在肠系膜上动脉起点的下方，寻认肠系膜下动脉及其终支直肠上动脉，观察其行程和分支的分布。

（2）成对的脏支：先寻认肾动脉，观察其行程和分布，然后在肾动脉的稍上方和稍下方，分别辨认肾上腺中动脉和睾丸动脉，观察它们的行程和分布。

5. 盆部和下肢的动脉　取盆部和下肢的动脉标本观察。

（1）盆部的动脉：在骨盆腔上口的后方，观察髂总动脉的位置及其终支。寻认子宫动脉，观察其行程和分布，并注意它与输尿管的位置关系。

（2）下肢的动脉

①股动脉：在股三角内确认股动脉。观察它与髂外动脉和腘动脉的移行关系；与股神经和股静脉的位置关系；分支的分布范围。对照标本，在活体上触摸股动脉的搏动。

②腘动脉及其终支：首先在腘窝内寻认腘动脉，观察其分支的分布，然后在腘窝下部，寻认胫前动脉和胫后动脉的起始。检查胫前动脉的行程和分支的分布，注意它和足背动脉的移行部位。对照标本，在活体上触摸足背动脉的搏动。寻认胫后动脉的行程、分支和分布。

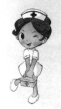

（二）体循环静脉

1. 上腔静脉系　取胸腔的解剖标本观察。在升主动脉的右侧寻认上腔静脉,注意它在纵隔内的位置,检查它的合成、行程和注入部位。观察头臂静脉的位置,比较两侧头臂静脉的长短和行径方向。

（1）头颈部的静脉:取头颈部的静脉标本,观察以下静脉。

①颈内静脉:在颈总动脉的外侧寻认颈内静脉,观察其行程,以及它与锁骨下静脉共同形成的静脉角。在面部辨认与面动脉伴行的面静脉,并寻认它的注入部位。

②颈外静脉:在胸锁乳突肌的表面寻认颈外静脉,观察它的收集范围和注入部位。

（2）锁骨下静脉和上肢的静脉:取头颈部和上肢的静脉标本,在胸锁关节的后方,辨认锁骨下静脉,注意它与上肢深静脉的延续关系以及与同名动脉的位置关系。观察上肢的浅静脉:在肱二头肌外侧寻认头静脉,观察其起始、行程和注入部位;在前臂前面的尺侧缘辨认贵要静脉,观察其起始、行程和注入部位;在肘窝的前方,检查连接头静脉和贵要静脉的肘正中静脉,此静脉变异较多。

（3）胸部的静脉:取躯干后壁的静脉标本,观察位于脊柱胸段右侧的奇静脉,检查其行程、注入部位和收集范围。

2. 下腔静脉系　取躯干后壁的静脉标本,在腹主动脉的右侧寻认下腔静脉,检查其合成、行程和注入部位。

（1）盆部的静脉:取盆部和下肢的静脉标本,在小骨盆上口的后部,先查看合成下腔静脉的髂总静脉,观察髂总静脉的位置和合成。然后,沿骨盆腔侧壁向内下寻认髂内静脉,以及髂内静脉在骨盆腔内的各主要属支;检查髂外静脉的位置及其属支腹壁下静脉的注入部位。

（2）下肢的静脉:取盆部和下肢的静脉标本观察。

①下肢的深静脉:都与同名动脉伴行。观察时应注意股静脉与股动脉的位置关系,以及股静脉与髂外静脉的移行部位。

②下肢的浅静脉:有两条主干,即大隐静脉和小隐静脉,可分别在内踝的前方和外踝的后方寻认,确认后,分别追踪它们的起始、行程和注入部位。

（3）腹部的静脉:取腹部的静脉标本观察。腹部的静脉有两类:一类直接注入下腔静脉,另一类先注入肝门静脉,再经肝静脉注入下腔静脉。

①肾静脉:与同名动脉胖行,观察肾静脉注入部位。

②睾丸静脉:与同名动脉伴行。比较左、右睾丸静脉的注入部位和注入处角度差别。

③肝静脉:取剥除下腔静脉的肝标本,在右纵沟的后部辨认肝静脉,对照躯干后壁的静脉标本,观察它的注入部位。

④肝门静脉:在肝十二指肠韧带内,胆总管和肝固有动脉的后方寻认肝门静脉,观察它的合成和注入部位,在观察其合成时,同时查看肠系膜下静脉的注入部位。在肝门静脉系与上、下腔静脉系吻合模型上辨认食管静脉丛,直肠静脉丛和脐周静脉网,并由此追

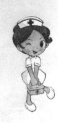

踪观察肝门静脉高压时的侧支循环途径。

三、淋巴系统

1. 胸导管及右淋巴导管　取胸导管和右淋巴导管标本观察。在第一腰椎前方寻认膨大的乳糜池及汇入其中的左、右腰干和肠干,观察胸导管的行程和注入部位。在观察其行程时,注意胸导管的位置关系。在胸导管注入静脉角处,寻认左颈干、左支气管纵隔干和左锁骨下干。在右静脉角附近寻认右淋巴导管,以及汇入右淋巴导管的右颈干,右锁骨下干和右支气管纵隔干。

2. 取全身浅淋巴结标本观察淋巴结的形态和全身重要的淋巴结群的分布情况。

3. 脾　在腹腔的解剖标本上,观察脾在腹腔内的位置,注意脾和左侧肋弓的位置关系。取离体的脾标本,观察其形态,辨认其脏面的脾门和上缘的脾切迹。

4. 胸腺　在小儿胸腺的解剖标本上,观察胸腺的位置和形态。

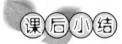

1. 总结全身主要动脉和主要静脉的起止、位置和行径。

2. 总结肝的门静脉的组成、结构特点、主要属支以及其与上下腔静脉之间的吻合。

3. 本次课出现的问题,并布置复习和预习任务。

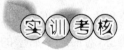

下肢静脉曲张

下肢静脉曲张指下肢静脉系统的血液回流障碍,静脉内的压力增高,浅静脉逐渐扩张,伸长,由于周围组织的限制,因而呈蚯蚓状迂曲成团,静脉特别薄处则呈囊状扩张而成的疾病。本病多见于长期站立、重体力劳动、妊娠、慢性咳嗽、长期便秘的人,一般以中、壮年发病率最高,临床表现早期仅有患肢酸胀、乏力、沉重等症状,浅静脉轻度扩张、显露,后期可因静脉瘀血而引起营养障碍,色素沉着,在足靴区并发经久不愈的顽固性溃疡,并发下肢溃疡,俗称“老烂腿”等。

实训考核

一、填空题(课前完成)

1. 主动脉根据其行程可分为_____、_____和_____三段。

2. 主动脉弓凸侧发出的分支自右向左依次为_____、_____和_____动脉。

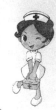

3. 腹腔干由_____动脉发出,其分支有_____、_____和_____动脉。

4. 睾丸动脉起自_____动脉,卵巢动脉起自_____动脉,子宫动脉起自_____动脉。

5. 上腔静脉由_____和_____汇合而成。在注入右心室之前有_____静脉注入。

6. 上肢浅静脉较为恒定的主干有_____、_____和_____静脉。

7. 肝门静脉的属支主要有_____、_____、_____、_____、_____和_____静脉。

8. 脾位于_____,其长轴与第_____肋一致,脾肿大时临床触诊的标志是_____。

9. 胆囊动脉发自_____动脉,阑尾动脉发自_____动脉

10. 体循环静脉可分为_____、_____和_____。

11. 门脉系与腔静脉系之间的三个重要侧支吻合部位依次_____、_____和_____。

12. 胸导管起自_____,注入_____;右淋巴导管注入_____。

13. 乳糜池通常位于_____的前方,它是_____起始处的膨大部,由_____和_____汇合而成。

二、填图题(课中完成)

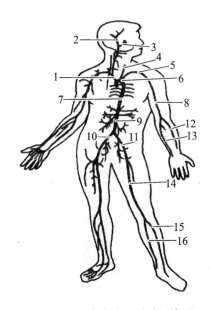

图 2-7-1 全身主要动脉示意图

1. _____   2. _____   3. _____   4. _____   5. _____   6. _____

7. _____   8. _____   9. _____   10. _____   11. _____   12. _____

13. _____   14. _____   15. _____   16. _____

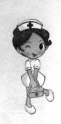

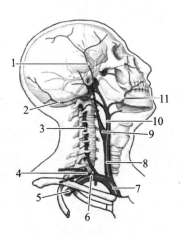

图 2－7－2　头颈部动脉

1. _____　　2. _____　　3. _____　　4. _____　　5. _____　　6. _____

7. _____　　8. _____　　9. _____　　10. _____　　11. _____

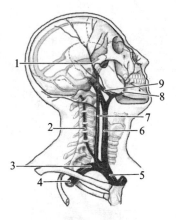

图 2－7－3　头颈部静脉

1. _____　　2. _____　　3. _____　　4. _____　　5. _____

6. _____　　7. _____　　8. _____　　9. _____

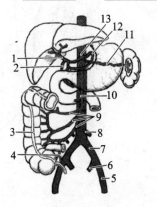

图 2－7－4　腹主动脉及分支

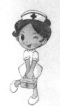

1. _____ 2. _____ 3. _____ 4. _____ 5. _____ 6. _____

7. _____ 8. _____ 9. _____ 10. _____ 11. _____ 12. _____

13. _____

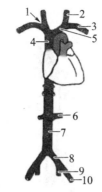

图 2-7-5　上、下腔静脉

1. _____ 2. _____ 3. _____ 4. _____ 5. _____

6. _____ 7. _____ 8. _____ 9. _____ 10. _____

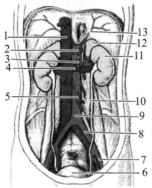

图 2-7-6　腹后部器官

1. _____ 2. _____ 3. _____ 4. _____ 5. _____ 6. _____

7. _____ 8. _____ 9. _____ 10. _____ 11. _____ 12. _____

13. _____

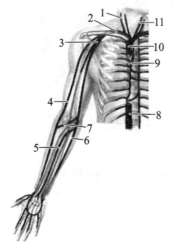

图 2-7-7　上腔静脉主要属支

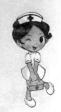

1. _____ 2. _____ 3. _____ 4. _____ 5. _____ 6. _____

7. _____ 8. _____ 9. _____ 10. _____ 11. _____

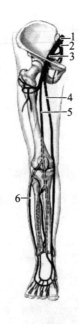

图 2 - 7 - 8　髂外静脉及其属支

1. _____ 2. _____ 3. _____ 4. _____ 5. _____ 6. _____

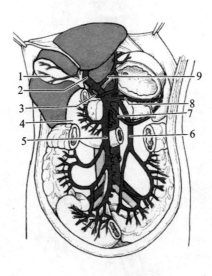

图 2 - 7 - 9　肝门静脉及其属支

1. _____ 2. _____ 3. _____ 4. _____ 5. _____

6. _____ 7. _____ 8. _____ 9. _____

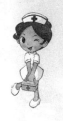

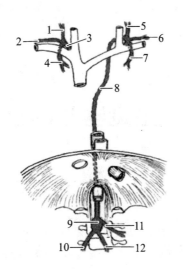

图 2 - 7 - 10 淋巴干和淋巴导管

1. _____ 2. _____ 3. _____ 4. _____ 5. _____ 6. _____

7. _____ 8. _____ 9. _____ 10. _____ 11. _____ 12. _____

三、思考题（课后完成）

1. 胆囊炎治疗中用静脉注射药物治疗,若采取贵要静脉注射,说明药物到达胆囊的途径。

2. 临床上肝硬化时肝门静脉高压患者常出现呕血、便血和脐周静脉曲张等表现,请根据肝门静脉系的特点及肝门静脉系的交通解释上述表现的解剖学基础。

（王 杰）

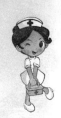

实训八　感觉器与内分泌系统

案　例

患儿,男,6岁,十天前因咳嗽、发热、呕吐在当地卫生所以上呼吸道感染给予口服药物治疗。前天开始出现耳部剧烈疼痛,吞咽及咳嗽时耳痛加剧,哭闹不安、拒食。今天疼痛有所减轻,伴右侧外耳道有脓液排出,检查体温 38.6 ℃,耳部有压痛。

临床诊断:中耳炎,鼓膜穿孔。请思考以下问题。

1. 患儿上呼吸道感染为何导致中耳炎?

2. 中耳炎将累及哪些部位?

3. 鼓膜的形态结构如何? 怎样查看?

实训目的与要求

1. 掌握眼球壁各层的名称、分部和主要形态结构。

2. 掌握眼球内容物的组成,了解各部形态结构。

3. 了解眼睑的层次结构特点;熟悉结膜的位置和分部,以及泪器的组成。

4. 了解眼外肌的名称、位置和作用。

5. 了解外耳的组成及外耳道的形态、鼓膜的位置和形态。

6. 掌握鼓室位置和交通,听小骨的名称与连结关系,幼儿咽鼓管的结构特点。

7. 了解迷路各部的形态位置。掌握位觉和听觉感受器的名称和位置,了解声波传导途径。

8. 掌握甲状腺、甲状旁腺、肾上腺、垂体和松果体的形态和位置。

实训材料

1. 眼球标本。

2. 放大的眼球剖面模型。

3. 泪器的标本和模型。

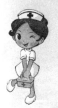

4. 眼外肌的标本和模型。

5. 耳的解剖标本或模型。

6. 鼓膜的位置和形态。

7. 颞骨的剖面标本或模型。

8. 听小骨的标本和放大的模型。

9. 放大的内耳模型。

10. 颈部的解剖标本。

11. 腹膜后间隙的器官标本。

12. 头部正中矢状切面标本。

13. 颅底标本。

14. 童尸标本。

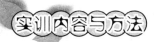

一、视器

1. 取眼球标本,观察它的外形和寻认视神经的附着部位。

2. 取放大的眼球解剖模型,观察眼球壁的层次,各层的分部;眼内容物的位置,晶状体和玻璃体的形态。辨认角膜与晶状体之间的眼房及其分部、前房角等结构。取出眼内容物,进一步观察视网膜的形态,视神经盘、黄斑及其中央凹的形态位置。在活体上辨认角膜、巩膜、虹膜、瞳孔和眼球前房等结构。

3. 眼睑和结膜　在活体上观察上、下睑缘和睫毛、内外眦、泪点、结膜及其分部。

4. 泪器　取泪器标本观察,在眼球的外上方检查泪腺的形态;在泪囊窝内观察泪囊的形态及其与上、下泪小管和鼻泪管的关系。

5. 眼外肌　在眼外肌的解剖标本或模型上观察上睑提肌,上、下、内、外直肌和上、下斜肌的位置和肌束的方向。

二、前庭蜗器

1. 外耳　取耳的解剖标本结合活体观察:耳郭的形态;外耳道的分部和弯曲;鼓膜的位置、外形和分部。

2. 中耳　在颞骨的剖面标本和耳的解剖标本中,先观察中耳各部的位置和邻接关系,然后观察以下内容:

(1) 鼓室的位置和形态:鼓室上壁的构成及其与颅中窝的关系;下壁与颈内静脉的关系;前壁与咽鼓管的关系;后壁与乳突窦的关系;外侧壁的构成;内侧壁的构成,前庭窗、蜗窗和面神经管的位置。

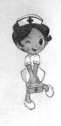

（2）听小骨的位置、组成和连接关系。

（3）乳突窦与乳突小房的位置、形态和连通关系。

（4）咽鼓管的位置与连通关系。

3. 内耳　取耳的解剖标本和内耳的模型观察，明确内耳在颞骨中的位置，以及骨迷路和膜迷路的位置关系。

（1）骨迷路：由后外向前内，辨认骨半规管、前庭和耳蜗。注意观察骨壶腹的形态位置；前庭外侧壁上的前庭窗和蜗窗；蜗轴的位置，以及环绕蜗轴的蜗螺旋管和骨螺旋板。

（2）膜迷路：在膜壶腹内寻认壶腹嵴；在前庭内辨认椭圆囊和球囊以及位于其内的囊斑；在耳蜗内寻认蜗管，观察它的构成及其与骨螺旋板的位置关系，寻认位于基底膜上的螺旋器；观察前庭阶和鼓阶的位置，寻认二阶在蜗顶相通的部位，以及它们与前庭窗、蜗窗的关系。

三、内分泌系统

1. 甲状腺　取颈部解剖标本观察，甲状腺的外形及其左、右叶和甲状腺峡。查看甲状腺峡与气管软骨的位置关系以及峡的上缘有无锥状叶存在。

2. 甲状旁腺　在甲状腺左、右叶的后缘，仔细寻觅甲状旁腺，注意甲状旁腺的外形、数量及其与甲状腺的关系。

3. 肾上腺　在腹膜后间隙标本上，观察左、右肾上腺的位置和形态差别。

4. 垂体　取头部正中矢状切面标本，结合颅底标本，观察垂体的位置和形态，垂体与漏斗的连接关系，以及与视交叉的毗邻关系。

5. 胸腺　在童尸上观察其位置与形态。

6. 松果体　位于背侧丘脑的上后方。

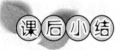

1. 眼球壁的结构和功能。

2. 外界光线投射到视网膜上依次经过的结构。

3. 前庭蜗器各组成部分的结构特点。

4. 声波的传导途径。

5. 本次课出现的问题，并布置复习和预习任务。

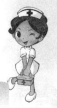

什么是视网膜脱离?

视网膜脱离是一种严重致盲性眼病,是由于在玻璃体液化、粘连,视网膜裂孔等情况时,色素上皮层与神经感觉层分离形成。以近视眼、老年人、眼外伤等多发。近视眼易于产生玻璃体变性及后脱离,周边视网膜的易变性,又有玻璃体视网膜牵引,很容易导致视网膜脱离。老年人随着年龄的增加,玻璃体变性、液化的机会也相应增加,而且伴有各种视网膜质量下降,因而也容易发生视网膜脱离。视网膜脱离在发病时常常会有一些临床症状,比如飞蚊与闪光,出现最早,近视眼特别是高度数患者、中老年人等如果突然出现眼前大量黑影、某一方位持续闪光时,应警惕视网膜脱离的可能。同时还会出现中心视力下降、视物变形、视野缺损等症状,有上述症状的患者一定要到正规医院做散瞳眼底检查查明原因,千万不要随意点眼药,以免视网膜脱离时间太长造成视网膜复位困难或视网膜复位后视力不能恢复的缺憾。

视网膜脱离是眼科非常严重的一种疾病,预防非常重要,定期眼底检查,发现问题及时处理是关键。一旦发生了视网膜脱离必须到有玻璃体视网膜手术条件的医院诊治,详细询问和了解视网膜脱离常识,充分了解自己的病情,不要紧张,只要及时、规范地处理,视网膜脱离大多数都能复位,保持一定的视力。

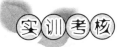

一、填空题(课前完成)

1. 视器由_____和_____构成。

2. 眼的中膜可分为_____、_____和_____。

3. 眼的屈光系统包括_____、_____、_____和_____。

4. 上斜肌使瞳孔转向_____,外直肌使瞳孔转向_____。

5. 虹膜中间的圆孔称_____,调节其大小的肌有_____和_____。

6. 前庭蜗器按部位分为_____、_____和_____。

7. 听小骨有三块,分别为_____、_____和_____。

8. 中耳从前向后包括_____、_____和_____。

9. 内耳由_____和_____组成。

10. 位觉感受器包括_____、_____和_____,听觉感受器是_____。

11. 垂体位于_____内,可分为_____和_____两部分。

12. 肾上腺位于_____的上端,左肾上腺呈_____形,右肾上腺呈_____形。

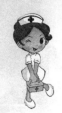

二、填图题(课中完成)

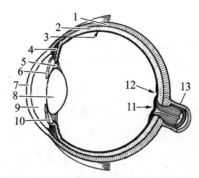

图 2-8-1　眼球水平切面

1. _____　　2. _____　　3. _____　　4. _____　　5. _____

6. _____　　7. _____　　8. _____　　9. _____　　10. _____

11. _____　　12. _____　　13. _____

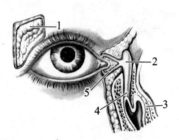

图 2-8-2　泪器

1. _____　　2. _____　　3. _____　　4. _____　　5. _____

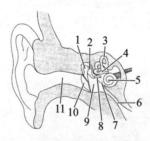

图 2-8-3　前庭蜗器

1. _____　　2. _____　　3. _____　　4. _____　　5. _____　　6. _____

7. _____　　8. _____　　9. _____　　10. _____　　11. _____

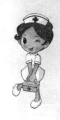

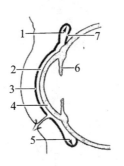

图 2 - 8 - 4 结膜

1. _____ 2. _____ 3. _____ 4. _____
5. _____ 6. _____ 7. _____

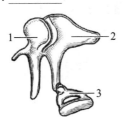

图 2 - 8 - 5 听小骨

1. _____ 2. _____ 3. _____

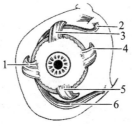

图 2 - 8 - 6 骨迷路

1. _____ 2. _____ 3. _____ 4. _____ 5. _____ 6. _____
7. _____ 8. _____ 9. _____ 10. _____ 11. _____ 12. _____

图 2 - 8 - 7 眼外肌(右侧正面)

1. _____ 2. _____ 3. _____ 4. _____ 5. _____ 6. _____

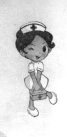

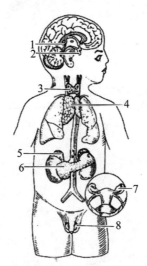

图 2－8－8　人体内分泌腺

1. ＿＿＿＿　　2. ＿＿＿＿　　3. ＿＿＿＿　　4. ＿＿＿＿

5. ＿＿＿＿　　6. ＿＿＿＿　　7. ＿＿＿＿　　8. ＿＿＿＿

三、思考题（课后完成）

1. 简述泪液的产生和排泄途径。

2. 从解剖学角度叙述近视、远视、青光眼、白内障、睑板腺囊肿、睑腺炎都是怎么回事？

3. 简述房水的产生、循环途径及其功能。

4. 说出咽鼓管的形态及小儿咽鼓管的特点。

5. 简述声波的传导途径。

6. 试述甲状腺、垂体的形态、位置和分部。

（李家林）

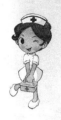

实训九 中枢神经系统

患者男性,50岁,2小时前在打麻将时突然神志不清,跌倒在地,送医院途中出现大小便失禁。近半个月来经常头晕,未诊治。检查:浅昏迷,右侧鼻唇沟变浅,口角下垂,右侧上下肢瘫痪,肌张力增高,巴宾斯基征右侧阳性,血压 200/120 mmHg。

临床诊断:高血压性脑出血,内囊出血。请思考以下问题:

1. 高血压状态下为何易出现脑出血?

2. 内囊位于何处? 其分几个部分?

3. 内囊损伤为何出现三偏综合征?

实训目的与要求

1. 掌握脊髓的位置、外形,脊髓内部灰质、白质的配布。

2. 掌握脑干的位置和组成;熟悉脑干的外形和各脑神经核的位置;了解非脑神经核的所在部位。

3. 掌握内侧丘系、脊髓丘系、三叉丘系、锥体束纤维的位置、来源;了解外侧丘系的概况。

4. 掌握小脑的位置、外形、分叶,了解小脑三对脚的概况。

5. 了解间脑的位置、分部及各部的组成;掌握背侧丘脑和下丘脑形态结构及主要神经核团。

6. 掌握端脑的外形、各面的主要沟回及端脑皮质各主要功能区的位置。

7. 了解基底核、侧脑室和边缘系统的概念;掌握内囊的位置、分部和各部通过的主要纤维束的名称。

8. 熟悉脑和脊髓三层被膜;掌握硬膜外隙、蛛网膜下隙的位置以及大脑动脉环的位置和组成;了解脑和脊髓的血管

9. 了解各脑室的名称、形态、位置;掌握脑脊液的循环途径。

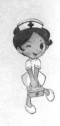

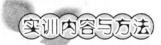

1. 离体脊髓标本或模型。
2. 切除椎管后壁的脊髓标本或模型。
3. 脊髓横切面模型。
4. 整脑标本或模型。
5. 脑正中矢状切面标本。
6. 脑干和间脑标本或模型。
7. 电动脑干模型或脑神经核模型。
8. 小脑水平切面标本。
9. 大脑水平切面标本。
10. 基底核模型。
11. 脑室标本或模型。
12. 硬脑膜标本或模型。
13. 包有蛛网膜的整脑标本。

实训内容与方法

一、脊髓

1. 脊髓的外形　取离体脊髓标本,自上而下观察颈膨大、腰骶膨大、脊髓圆锥及终丝。首先辨认前正中裂,此裂较深,裂内常有血管。在识别脊髓前、后面的基础上,逐次辨认后正中沟和前、后外侧沟。

2. 脊髓的位置以及脊髓节段与椎骨的对应关系　取切除椎管后壁的脊髓标本,用镊子向两侧拉开脊髓表面的被膜,观察:脊髓下端与椎骨的关系及终丝的附着部位;各对脊神经的根丝连接一段脊髓,称一个脊髓节段,故脊髓分为 31 个节段。

3. 自上而下观察各对脊神经根的走向　上部脊神经根多呈水平位进入相应的椎间孔;中、下部的脊神经根则向下倾斜,进入相应的椎间孔。注意其倾斜度自上而下逐渐增大,腰、骶、尾神经根在椎管内近似垂直下降,围绕终丝聚成马尾。

4. 脊髓的内部结构　取颈髓横切面标本,借助于放大镜观察:脊髓灰、白质的配布,脊髓中央管的位置,灰、白质的分部;在脊髓横切面模型上,识别皮质脊髓前束、皮质脊髓侧束、脊髓丘脑束、薄束、楔束的位置。

二、脑

1. 脑的概况　取整脑标本和脑的正中矢状切面标本或模型结合观察:脑可分为脑干(延髓、脑桥、中脑)、间脑、小脑和端脑,观察它们的连接和位置关系。

2. 脑干　取脑干标本和模型按下述顺序观察:延髓→脑桥→中脑;腹侧面主要结构

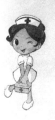

有:锥体及锥体交叉、延髓脑桥沟、基底沟、大脑脚、脚间窝、相关的脑神经;背侧面主要结构有:薄束结节、楔束结节、菱形窝、上丘、下丘;第3～12对脑神经与脑干的连接关系。取脑神经核模型和电动脑干模型,观察各主要脑神经核的位置。

3. 小脑　取小脑标本或模型,观察小脑的外形:小脑蚓、小脑半球及小脑扁桃体;识别原小脑、旧小脑、新小脑。取小脑水平切面标本,观察小脑内部结构:小脑皮质、小脑髓体、小脑核等。

4. 第四脑室　在脑的正中矢状切面在标本上,观察第四脑室的位置和形态,及其与中脑水管和中央管的连通关系。在整脑标本上,菱形窝下角的正上方,寻查第四脑室正中孔。在延髓脑桥和小脑连接部附近,寻查第四脑室外侧孔。

5. 间脑　取间脑脑干标本或模型,结合脑正中矢状切面标本,观察间脑的位置、形态和分部。重点观察背侧丘脑、第三脑室、内外侧膝状体、下丘脑。两侧背侧丘脑之间的矢状位裂隙就是第三脑室。在背侧丘脑内侧面的下方有一条与中脑水管相连的浅沟,在沟的前端查找室间孔。内、外侧膝状体为背侧丘脑后下方的一对小隆起,位于内侧的称内侧膝状体,外侧的称外侧膝状体。下丘脑在背侧丘脑的前下方,由前向后依次观察视交叉、漏斗、垂体、乳头体、视束等结构。

6. 端脑　在整脑标本上观察两大脑半球之间的大脑纵裂及其裂底的胼胝体,大脑半球与小脑之间的大脑横裂。取大脑半球标本,首先辨认外侧面、内侧面及下面,然后观察叶间沟及其他各部重要的沟回。取基底核模型及脑水平切面标本,观察基底核的组成、形态、位置关系;仔细辨认丘脑、豆状核与尾状核,然后观察位于三者之间的内囊,注意其形态与分部。在脑的正中矢状切面的标本上观察胼胝体的位置和形态;取脑室标本和模型观察侧脑室的形态及脉络丛的形态。

三、脑和脊髓的被膜和血管

脑和脊髓的被膜是相互延续的,在标本中已切成两部分。

1. 脊髓的被膜　取切除椎管后壁的脊髓标本,逐层观察脊髓的被膜:硬脊膜是一层致密的结缔组织膜,上部在枕骨大孔处与硬脑膜相续,下部在第2骶椎以下包绕终丝,附于尾骨的背面,向两侧包绕脊神经根。硬脊膜与椎骨内面骨膜之间为硬膜外隙,隙内含有脂肪和静脉丛,并有脊神经根穿过。翻开硬脊膜,观察蛛网膜的形态结构特点及其与硬膜的连接关系,用镊子翻开蛛网膜,观察蛛网膜下隙及软脊膜。注意蛛网膜下隙的形成、位置和内容。

2. 脑的被膜　分别与脊髓的同名被膜相续。取硬脑膜标本观察,硬脑膜虽与硬脊膜相续,但与颅骨内面的骨膜相愈合,故无硬膜外隙。硬脑膜深入大脑的裂内形成隔幕,在某些部位硬脑膜的双层分开形成硬脑膜窦。对照硬脑膜标本或模型观察大脑镰、小脑幕、上矢状窦、下矢状窦、横窦、直窦、乙状窦、窦汇、海绵窦。取包有蛛网膜的整脑标本观察脑蛛网膜,它与软膜之间的空隙即蛛网膜下隙。注意小脑延髓池的形成和位置。

3. 脑的血管　在脑的血管灌注标本上辨认和观察:大脑中动脉、大脑前动脉、椎-基底动脉、大脑动脉环等结构,注意大脑动脉环的组成。

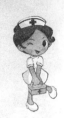

一

课后小结

1. 脊髓的位置、外形和结构。

2. 脑干、小脑、间脑的位置、外形和主要结构。

3. 端脑的形态结构和主要沟回的位置和功能。

4. 比较脑和脊髓的血管和被膜。

5. 脑脊液的产生和循环。

6. 本次课出现的问题,并布置复习和预习任务。

知识拓展

什么是老年痴呆症?

所谓的老年痴呆症,又称阿尔茨海默病,是发生在老年期及老年前期的一种原发性退行性脑病,指的是一种持续性高级神经功能活动障碍,即在没有意识障碍的状态下,记忆、思维、分析判断、视空间辨认、情绪等方面的障碍。其特征性病理变化为大脑皮层萎缩,并伴有β淀粉样蛋白沉积,神经原纤维缠结,大量记忆性神经元数目减少,以及老年斑的形成。目前尚无特效治疗或逆转疾病进展的治疗药物。也是四大常见的神经退行性疾病之一(其他三种为亨廷顿氏病、卢伽雷氏症、帕金森氏病)。

老年痴呆患者的日常生活能力下降,他们不认识配偶、子女,穿衣、吃饭、大小便均不能自理;有的还有幻听幻觉,给自己和周围的人带来无尽的痛苦和烦恼。老年痴呆病人的平均生存期为5.5年,老年痴呆症继心血管病、脑血管病和癌症之后,成了老人健康的"第四大杀手"。

事实上,痴呆不是老年人的"专利",老年痴呆在中年就开始有症状和反应,最初征兆从失忆开始,如果不提早发现和治疗,等发展严重了就无法治愈。

实训考核

一、填空题(课前完成)

1. 脊髓位于_____内,其上端在_____处与延髓相连,下端在成人约平_____下缘,其末端变细呈圆锥状,称为_____。

2. 脊髓全长有两处膨大,即_____和_____,脊髓连接_____对脊神经。

3. 脊髓白质借脊髓表面的纵沟或裂分为三个索,即_____、_____和_____索。

4. 脑干包括_____、_____和_____三部分,其中_____和_____参与

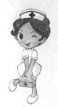

菱形窝的构成。

5. 中脑的背侧有上、下两对圆形的隆起分别叫做_____和_____,前者是_____的反射中枢,后者是_____的反射中枢。

6. 在延髓脑桥沟中,由内侧向外侧依次排列有_____、_____和_____三对脑神经;

7. 基底核包括_____、_____、_____、_____。

8. 内囊位于_____、_____与_____之间,为_____纤维,可分为_____、_____、_____。

9. 大脑皮质躯体运动中枢位于_____和_____,躯体感觉中枢位于_____和_____,视觉中枢位于_____,听觉中枢位于_____。

10. 运动性语言中枢位于_____,书写中枢位于_____,视觉性语言中枢位于_____,听觉性语言中枢位于_____。

11. 脑膜三层由外向内依次由_____、_____、_____。

12. 脑的血液供应中,动脉血主要来自_____和_____。

13. 端脑可分为五叶即_____、_____、_____、_____、_____。

二、填图题(课中完成)

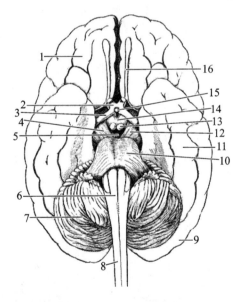

图 2 - 9 - 1 脑底面观

1. _____ 2. _____ 3. _____ 4. _____ 5. _____ 6. _____
7. _____ 8. _____ 9. _____ 10. _____ 11. _____ 12. _____
13. _____ 14. _____ 15. _____ 16. _____

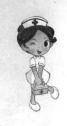

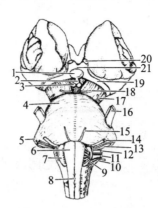

图 2 - 9 - 2　脑干腹侧面

1. _____　　2. _____　　3. _____　　4. _____　　5. _____　　6. _____

7. _____　　8. _____　　9. _____　　10. _____　　11. _____　　12. _____

13. _____　　14. _____　　15. _____　　16. _____　　17. _____　　18. _____

19. _____　　20. _____　　21. _____

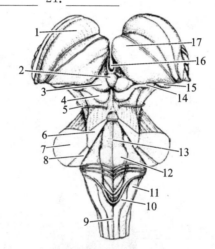

图 2 - 9 - 3　脑干背侧面

1. _____　　2. _____　　3. _____　　4. _____　　5. _____　　6. _____

7. _____　　8. _____　　9. _____　　10. _____　　11. _____　　12. _____

13. _____　　14. _____　　15. _____　　16. _____　　17. _____

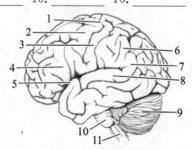

图 2 - 9 - 4　脑侧面观

1. _____　　2. _____　　3. _____　　4. _____　　5. _____　　6. _____

7. _____　　8. _____　　9. _____　　10. _____　　11. _____

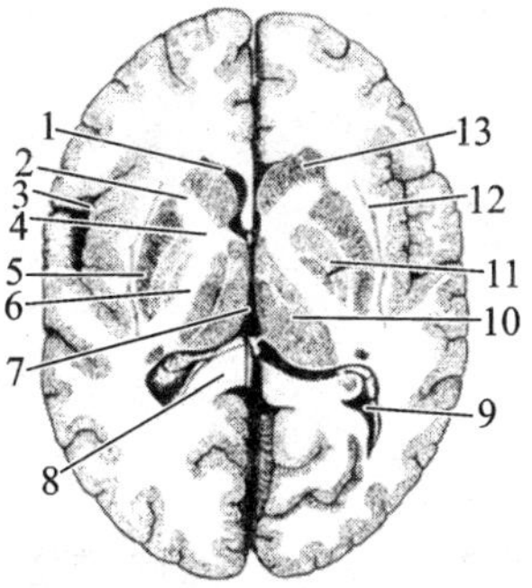

图 2-9-5　端脑水平切面

1. ________　2. ________　3. ________　4. ________　5. ________　6. ________
7. ________　8. ________　9. ________　10. ________　11. ________　12. ________
13. ________

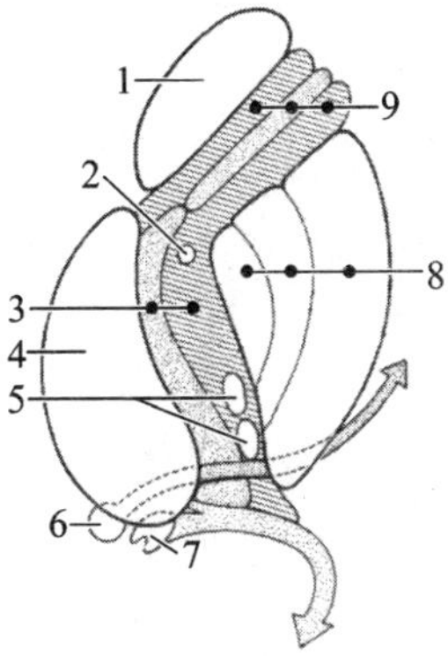

图 2-9-6　内囊模式图

1. ________　2. ________　3. ________　4. ________　5. ________
6. ________　7. ________　8. ________　9. ________

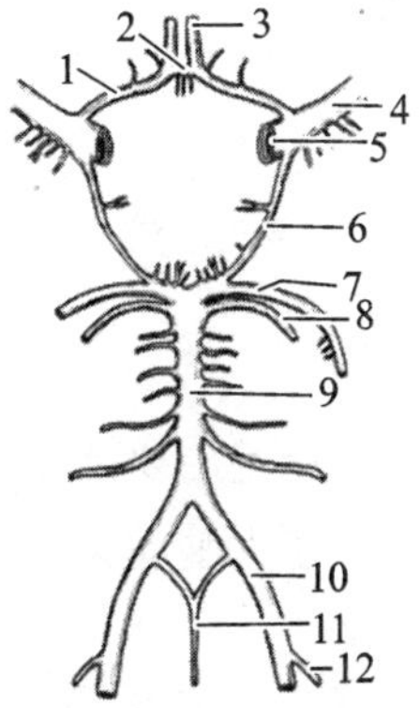

图 2-9-7　脑底动脉

1. ________　2. ________　3. ________　4. ________　5. ________　6. ________
7. ________　8. ________　9. ________　10. ________　11. ________　12. ________

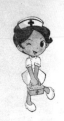

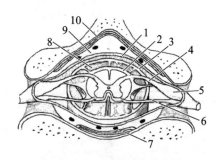

图 2 - 9 - 8　脊髓被膜(横切面)

1. _____　2. _____　3. _____　4. _____　5. _____

6. _____　7. _____　8. _____　9. _____　10. _____

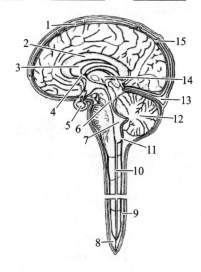

图 2 - 9 - 9　脑脊液的循环

1. _____　2. _____　3. _____　4. _____　5. _____

6. _____　7. _____　8. _____　9. _____　10. _____

11. _____　12. _____　13. _____　14. _____　15. _____

三、思考题(课后完成)

1. 试述脑脊液的产生及循环途径。

2. 试述内囊的位置、分部,通过内囊的主要神经纤维束及其临床意义。

3. 试述脑和脊髓的动脉供应。叙述大脑动脉环的位置、组成及功能意义。

(胡世丰)

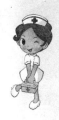

实训十　周围神经系统

案　例

　　患者男性,20岁,因与人斗殴被刀砍伤右上臂。查体:右侧上臂中段外侧开放性伤口长约 3 cm,右臂运动障碍,右上肢呈下垂状,不能抬起。

　　临床诊断:右侧桡神经损伤。请思考以下问题:

　　1. 桡神经行径如何? 其受伤后的临床表现主要是什么?

　　2. 桡神经属于哪个神经丛? 该丛位置和组成如何?

实训目的与要求

　　1. 掌握脊神经的构成、数目和纤维成分,颈丛、臂丛、腰丛、骶丛的位置、组成以及主要分支和分布。

　　2. 熟悉脑神经数目、名称和分类。

　　3. 熟悉动眼神经、三叉神经、面神经、迷走神经的纤维成分和主要分支分布,了解其他脑神经分支概况。

　　4. 熟悉交感干的位置和组成、交感和副交感神经的低级中枢的位置。

　　5. 了解交感神经节和副交感神经节的名称和位置,以及它们的纤维走向。

　　6. 了解内脏感觉神经的概况,以及牵涉痛的概念。

实训材料

　　1. 脊神经标本或模型。

　　2. 头颈及上肢肌、血管和神经标本。

　　3. 胸神经标本或模型。

　　4. 腹下壁、腰及下肢肌、血管和神经标本。

　　5. 头部正中矢状切面标本。

　　6. 眶内结构标本。

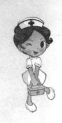
7. 三叉神经标本和模型。

8. 面部浅层结构标本。

9. 切除脑的颅底标本。

10. 颈部深层的血管和神经标本。

11. 迷走神经和膈神经标本。

12. 自主神经标本或模型。

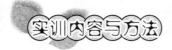

一、脊神经

1. 脊神经概况　在胸段脊柱横断面显露脊神经组成的标本上,可见脊髓位于椎管内,在脊髓的两侧前、后各有一束纤维根丝相连,居前方的叫前根,居后方的叫后根。前、后两根在出椎间孔处相会合组成脊神经,在前、后根即将会合处的近侧,后根略为膨大处,为脊神经节。在脊神经标本上,自上而下计数和观察颈、胸、腰、骶和尾神经的对数,寻认它们穿出椎管的部位。各脊神经出椎管后立即分为前后支,后支一般较小,分布于项、背、腰、骶部深层肌和皮肤。前支粗大,除第2~11对胸神经的前支外,其他脊神经的前支,分别交织成丛,由丛再发出分支布于相应的区域。

2. 脊神经丛和胸神经前支

(1) 颈丛:取头颈和上肢肌、血管神经标本,在胸锁乳突肌后缘的中点,寻认颈丛各皮支并观察其行程和分布。翻开胸锁乳突肌寻认颈丛,观察其组成;辨认膈神经,追踪观察至颈根部,然后结合膈神经标本,观察其行程和分布,并同时注意与锁骨下血管、肺根和心包的位置关系。

(2) 臂丛:利用头颈及上肢肌、血管和神经标本,先在锁骨中点的后方寻认臂丛,并向上追踪至颈部观察臂丛的组成;在腋窝内观察其与腋动脉的关系。最后观察臂丛的主要分支。

①尺神经:在肱骨内上髁的上方,寻认尺神经,向上追踪观察其发出部位及与腋动脉的位置关系;向下观察其在前臂的行程,注意其与尺动脉的关系。

②正中神经:在臂下部,肱动脉和尺神经之间,寻认粗大的正中神经。向上追踪至腋窝观察其两个根与腋动脉的位置关系;向下观察其在前臂的行程及其穿过肘窝的部位。

③桡神经:在腋动脉的后方寻找桡神经,观察桡神经的行程,注意其与桡神经沟的关系。

④肌皮神经:有肱二头肌的深面寻认肌皮神经,并追踪观察其行程,注意其在肘窝处的浅出部位。

⑤腋神经:在肱骨外科颈的后方寻找腋神经,观察其行程。

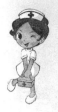

（3）胸神经前支：取胸神经标本观察肋间神经与肋下神经的行程，与肋间血管的关系及其分支的分布。

（4）腰丛：在暴露腹后壁的标本上翻开腰大肌，于腰椎横突前方可见腰丛。观察腰丛的组成，然后观察其下列分支。

①股神经：是腰丛的最大分支，经髂肌和腰大肌之间下降，穿过腹股沟韧带的深面至股部。观察股神经与股血管的位置关系；各肌支和皮支的分布。

②闭孔神经：在腰大肌内侧缘查找，观察其行程和分布。

③髂腹下神经和髂腹股沟神经：在肾的后方寻认此神经，髂腹股沟神经平行行于髂腹下神经的下方，观察它们的行程和分布。

④生殖股神经：在腰大肌的表面寻找，观察其行程、分支和分布。

（5）骶丛：可在带有骨盆矢状切面的标本上观察。在盆腔内，梨状肌的前方，先观察该丛的组成，然后观察其下列分支。

①臀上神经：在梨状肌的上方寻认观察其分布。

②臀下神经：在梨状肌的下方寻认，它与同名血管伴行，布于臀大肌。

③阴部神经：在坐骨棘的背面寻认阴部神经，它与阴部内血管伴行，观察其分支和分布。

④坐骨神经：是全身最粗大的神经。观察坐骨神经与梨状肌的位置关系；坐骨神经的体表投影；坐骨神经的分支与分布；坐骨神经分成终支的部位。翻开小腿三头肌寻认胫神经，观察其行程、分支和分布，注意其与内踝的关系。沿股二头肌腱寻认腓总神经，在腓骨头下方两横指处分为腓深神经和腓浅神经，分别观察其行程、分支和分布。

二、脑神经

1. 嗅神经　取头部正中矢状切面标本，在靠筛板处，剥离上鼻甲及鼻中隔黏膜，在剥离面上寻认嗅神经，并向上追踪至筛板。

2. 视神经、动眼神经、滑车神经及展神经　取眶内结构标本，视神经连于眼球，其余各神经支配眼外肌。

3. 三叉神经　取三叉神经标本结合模型进行观察。

4. 面神经　取面部浅层结构标本，观察面神经在面部各分支的走向和分布。

5. 前庭蜗神经　利用挂图及内耳模型观察该神经的行程。

6. 舌咽神经　取颈部深层血管神经标本，在舌骨大角上的内侧，寻认穿入咽后壁的舌咽神经。

7. 迷走神经　取迷走神经标本，观察其行程、分支和分布。迷走神经颈段行于颈总动脉和颈内静脉之间的后方；胸段过肺根的后方，在食管的表面左右迷走神经交织成丛；辨认喉上神经和喉返神经。迷走神经腹段已组成前后两干。

8. 副神经　在胸锁乳突肌和斜方肌的深面寻认支配该二肌的副神经。

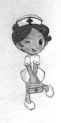

9. 舌下神经　在舌骨的上方观察其行程和分布。

三、内脏神经

在内脏神经标本上观察：在脊柱的两侧观察呈串珠状的交感干。它上起颅底，下端在尾骨的前面两干合并，终于一个奇神经节。每条交感干有 22～24 个神经节，借节间支相连。交感干按其所在部位可分为颈、胸、腰、骶、尾五部分。

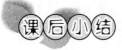

1. 总结脊神经组成和各神经丛的组成、位置及主要分支。
2. 总结胸神经前支的节段性。
3. 总结脑神经主要分支和分布。
4. 比较交感神经与副交感神经的异同。

知 识 拓 展

什么是三叉神经痛？

三叉神经痛是最常见的脑神经疾病，以一侧面部三叉神经分布区内反复发作的阵发性剧烈痛为主要表现，女略多于男，发病率可随年龄而增长。大多数为单侧发病，以右侧为主，颜面部疼痛以三叉神经 2、3 支（大概位置为眼睑及鼻梁外侧以下至下颌）分布区域最多见。该病的特点是：三叉神经痛的发作常无预兆，而疼痛发作一般有规律。在头面部三叉神经分布区域内，发病骤发、骤停、闪电样、刀割样、烧灼样、顽固性、难以忍受的剧烈性疼痛。说话、洗脸、刷牙或微风拂面，甚至走路时都会导致阵发性时的剧烈疼痛。疼痛历时数秒或数分钟，疼痛呈周期性发作，发作间歇期同正常人一样。存在触发点（扳机点），常位于上唇、鼻翼、齿龈、口角、舌、眉等处。轻触或刺激扳机点可激发疼痛发作。其单侧疼痛范围绝对不超越面部中线，亦不超过三叉神经分布区域。偶尔有双侧三叉神经痛者，占 3％。

三叉神经痛分为原发性与继发性。原发性三叉神经痛发病机制多认为由于三叉神经的局部受到血管压迫而发病，85％以上是由于动脉压迫，主要有小脑上动脉、小脑前下动脉等；继发性三叉神经痛病因主要与桥小脑角和小脑外侧肿瘤压迫神经有关，如多见的胆脂瘤、听神经瘤、脑膜瘤等。

神经系统检查一般无异常体征，少数有面部感觉减退。此类病人应进一步询问病史，尤其询问既往是否有高血压病史，进行全面的神经系统检查，必要时包括腰穿、颅底和内听道摄片、颅脑 CT、MRI 等检查，以助与继发性三叉神经痛鉴别。

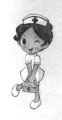

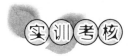

一、填空题（课前完成）

1. 交感神经的低级中枢在_____,副交感神经的低级中枢位于_____和_____。

2. 胸神经前支保持明显的节段性,第2对胸神经分布区相当于_____平面,第4对胸神经分布区相当于_____平面,第8对胸神经分布区相当于_____平面。

3. 感觉性脑神经是_____对脑神经,运动性脑神经是_____对脑神经,混合性脑神经是_____对脑神经。

4. 三叉神经三个大分支是_____、_____和_____。

5. 脊神经共有_____对,其中颈神经_____对,胸神经_____对,腰神经_____对,骶神经_____对,尾神经_____对。

6. 脊神经前支构成的神经丛有_____、_____、_____和_____。

7. 右喉返神经绕_____,左喉返神经绕_____。

8. 损伤表现对应的神经分别是"猿手":_____;爪形手:_____;垂腕:_____;马蹄内翻足:_____;钩状足:_____。

二、填图题（课中完成）

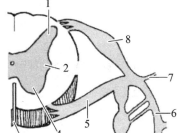

图 2-10-1　脊神经组成

1. _____　2. _____　3. _____　4. _____

5. _____　6. _____　7. _____　8. _____

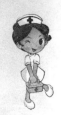

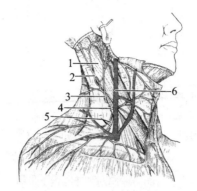

图 2－10－2　颈丛皮支

1. _____　2. _____　3. _____　4. _____　5. _____　6. _____

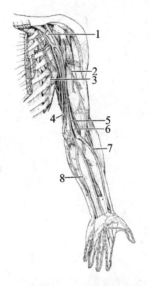

图 2－10－3　上肢前面的神经

1. _____　2. _____　3. _____　4. _____

5. _____　6. _____　7. _____　8. _____

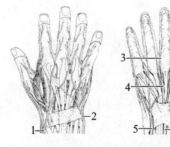

图 2－10－4　手的神经分布

1. _____　2. _____　3. _____　4. _____　5. _____　6. _____

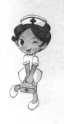

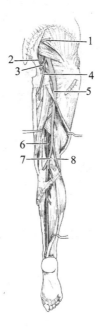

图 2 - 10 - 5　下肢后面的神经

1. _____　2. _____　3. _____　4. _____

5. _____　6. _____　7. _____　8. _____

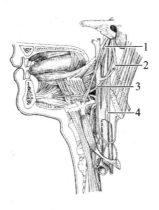

图 2 - 10 - 6　舌咽神经和舌下神经

1. _____　2. _____　3. _____　4. _____

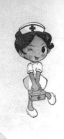

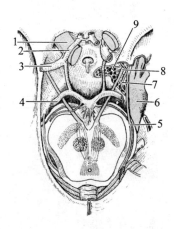

图 2 - 10 - 7 脑神经与海绵窦的关系

1. _____ 2. _____ 3. _____ 4. _____ 5. _____

6. _____ 7. _____ 8. _____ 9. _____

三、思考题(课后完成)

1. 简述舌的神经分布。

2. 简述坐骨神经的行程及分支。

3. 试述交感神经和副交感神经的区别。

(胡世丰)

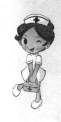

第三部分 拓展实训

实训一 肌内注射术

当患者不宜口服或不宜静脉注射,且要求比皮下注射更快发生疗效,或药物刺激性较强或药量较大,不适于皮下注射时可选择肌内注射。肌内注射是将药物注入肌肉组织内的方法,注射部位多选择肌肉较丰厚、远离大血管和神经的部位,最常用的部位是臀大肌、臀中肌、臀小肌、三角肌和股外侧肌。目前世界上常用的肌内注射方法有三种:①常规肌内注射法,在我国广泛应用于临床;②Z径路肌内注射法(Z-track method),盛行于英国、法国等欧洲国家;③气泡封堵肌内注射法(air-bubble method),流行于美国、加拿大等北美国家。

实训目的与要求

1. 熟悉三角肌区、臀区和股外侧区的肌内注射术应用解剖学基础。
2. 掌握三角肌注射操作解剖学要点。
3. 掌握臀肌注射操作解剖学要点。
4. 掌握股外侧区注射操作解剖学要点。

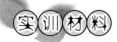

1. 上、下肢肌肉标本、模型及挂图。

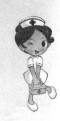

2. 一次性注射器,注射用模拟人。

实训内容与方法

肌内注射是临床上常用的注射技术。凡不宜口服的药物或患者不能口服时,可采用肌内注射法给药。肌肉内含有丰富的毛细血管,药液注射后能迅速吸收入血而发生疗效。常用的肌内注射部位有臀大肌、臀中肌、三角肌及股外侧肌等。

一、三角肌注射术

(一)应用解剖学基础

1. 三角肌位置　肩部皮肤较厚,皮下组织较薄,整块三角肌位于肩部皮下,其从前、外、后三方包绕肩关节,该肌向下变窄移行为肌腱,止于肱骨中段外侧的三角肌粗隆。

2. 三角肌的血管、神经　三角肌前缘与胸大肌之间为三角肌胸大肌间沟,此沟内有头静脉和胸肩峰动脉的分支走行;在三角肌后缘的中点为腋神经伴旋肱后动脉进入三角肌处,此点距肩峰后下方6 cm,三角肌受腋神经支配,旋肱后动脉为三角肌的主要动脉;在三角肌后部深面有桡神经通过。

3. 三角肌的分区　将三角肌长宽各分三等分,分别作水平线和垂直线将全肌分为九个区域。斜线所示区因肌肉较厚,没有大血管及神经通过,为注射的绝对安全区;密点所示区有腋神经的分支通过,但分支较细,加之肌肉较厚,为注射的相对安全区;空白所示区肌肉较薄,不宜作注射部位;交叉线所示区因有桡神经通过,为注射的危险区(图3-1-1)。

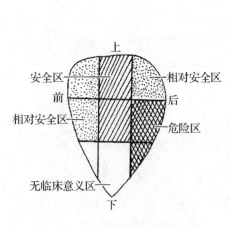

图3-1-1　三角肌分区示意图

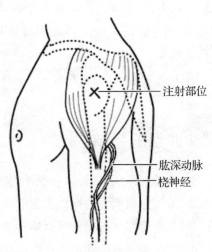

图3-1-2　三角肌注射定位示意图

(二)操作的解剖学要点

1. 病人体位　病人多取坐位,手叉腰,上臂外展。

2. 部位选择　取臂外侧,肩峰下2~3横指处(图3-1-2)。

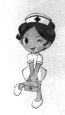

3. 注射时三角肌呈松弛状态,穿刺深度以 3 cm 左右,针微向上倾斜为宜。

4. 进针层次 注射针经过皮肤、浅筋膜、深筋膜至三角肌内。

5. 注意事项

(1) 三角肌不发达者不宜做肌内注射,以免刺至骨面,造成折针,必要时可提捏起三角肌斜刺进针。

(2) 在三角肌区注射时,针尖勿向前内斜刺,以免伤及腋腔内的血管及臂丛神经。

(3) 在三角肌后区注射时,针头切勿向后下方偏斜,以免损伤桡神经。

二、臀肌注射术

(一) 应用解剖学基础

1. 臀区皮肤及浅筋膜 臀区皮肤较厚、浅筋膜含有大量的脂肪组织,中年女性此处皮下脂肪厚 2～4 cm。

2. 臀肌 臀大肌位于臀部浅层,大而肥厚,形成臀部特有的隆起,几乎占据整个臀部的皮下,为一不规则的四方形扁肌;该肌起自髂骨翼外面和骶骨背面,肌束斜向下外,止于股骨的臀肌粗隆和髂胫束;该肌筋膜向深面发出许多纤维隔,使臀大肌内部结合非常牢固;小儿此肌不发达,较薄。臀中肌、梨状肌位于臀大肌深面,臀中肌深面尚有臀小肌。

3. 臀部的血管、神经 臀部的血管、神经较多,均位于臀大肌的深面,经梨状肌上孔和梨状肌下孔出入盆腔(图 3-1-3),臀肌注射时应尽量避开。

(1) 臀上血管及神经:臀上动脉、静脉及神经通过梨状肌上孔出盆腔。主要分布于臀中肌、臀小肌等处。它们出梨状肌上孔的体表投影在髂后上棘至股骨大转子连线的上、中 1/3 交界点。

(2) 臀下血管及神经:臀下动脉、静脉及臀下神经通过梨状肌下孔出盆腔,三者相互伴行,分布于臀大肌等处。各主干穿出梨状肌下孔处的体表投影在髂后上棘至坐骨结节连线的中点处。

(3) 坐骨神经:坐骨神经为全身最大的神经,起始处宽约 2 cm。坐骨神经一般经梨状肌下孔穿出至臀部,位于臀大肌中部深面,约在坐骨结节与股骨大转子连线的中点处下降至股后部。

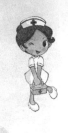

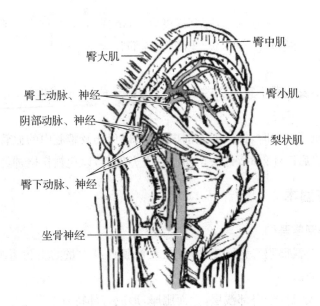

图 3 - 1 - 3　臀部肌肉、血管和神经

（二）臀肌注射的解剖要点

臀肌注射的部位选择包括臀大肌注射和臀中、小肌注射。

1. 病人体位　多取侧卧位，下方的腿微弯曲，上方的腿自然伸直；或取俯卧位足尖相对，足跟分开；亦可取坐位。

2. 部位选择

（1）臀大肌注射定位法，有两种：

①十字法：从臀裂顶点向外侧作一水平线，然后从髂嵴最高点作一垂线，将一侧的臀部划分为四个象限，其外上象限（避开内角）为注射区（图 3 - 1 - 4）。

②连线法：从髂前上棘至尾骨尖作一连线，其外上 1/3 处为注射部位（图 3 - 1 - 5）。

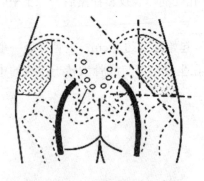

图 3 - 1 - 4　十字定位法示意图

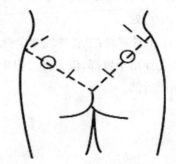

图 3 - 1 - 5　连线定位法示意图

（2）臀中肌、臀小肌注射定位法：

①示指中指定位法：以示指指尖置于髂前上棘（右侧用左手，左侧用右手），中指尽量与示指分开；中指尖紧按髂嵴下缘，此时，示指、中指及髂嵴围成的三角区为注射区（图 3 - 1 - 6）。

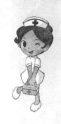

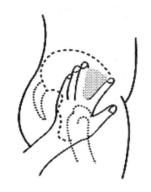

图3-1-6　示指中指定位法示意图

②三横指定位法:取髂前上棘后三横指处为注射部位(以病人自己手指宽度为准)。

3.**穿经结构**　臀大肌注射穿经皮肤、浅筋膜、臀肌筋膜至臀大肌;臀中、小肌注射穿过皮肤、浅筋膜,由臀肌筋膜至臀中肌或臀小肌。

4.**注意事项**

(1)选准注射部位:用十字法选区时,因臀外上1/4区的内下角靠近臀下血管、神经及坐骨神经,注射时应避让此区,且进针时针尖勿向下倾斜。针尖也勿偏外,偏外易触及髂骨引起剧痛。

(2)防止折针:因臀大肌发达,在肌肉紧张时易发生折针。预防折针的方法是在肌肉松弛的情况下快速进针,针梗应垂直刺入,不可在肌中撬动及改变方向。为确保安全,切勿将针梗全部刺入,一般针梗的1/3应保留在体外,以防针梗从根部焊接处折断。万一折断,应保持局部与肢体不动,速用止血钳夹住断端取出。

(3)注意进针深度:注射的深度因人而异,成年人臀大肌注射时针梗不应短于4.5 cm,注射过浅或针尖达不到肌肉时,易引起皮下硬结及疼痛。臀中肌和臀小肌注射深度略小于臀大肌注射深度,此注射区皮下脂肪较薄,成人一般0.8 cm,臀中肌和臀小肌平均厚度为2.5 cm,进针时不要过深,以免针尖触及骨面。

(4)婴儿不宜作臀肌注射:婴儿臀区较小,肌肉不发达,不宜作臀肌注射。小儿开始行走后臀肌逐渐发达,方可用于注射。

三、股外侧肌注射术

(一)应用解剖学基础

1.**股外侧肌**　位于大腿的外侧与后外侧部(图3-1-7),为股四头肌中最宽厚者,覆盖于大腿的后外侧面,肌腹长度为30~35 cm,厚度(指股外侧部皮肤至股骨间距,取三点的均值)3.5~4 cm。

2.**股外侧肌血供**　分别来自股动脉和股深动脉的分支,入肌后多分为内、外侧支。内侧支多沿股外侧肌内侧缘表面下行并沿途发出分支至肌肉各部,其体表投影75%左右与髂前上棘和腓骨头连线重叠;外侧支穿越该肌起点以下4~5 cm至肌肉并渐消失。

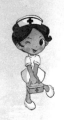

3. 支配股外侧肌的神经　为股神经的股外侧支,此支与旋股外侧动脉及其降支伴行至股外侧肌。

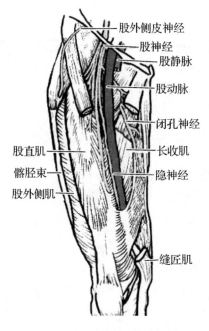

图 3-1-7　大腿前群肌肉、血管和神经

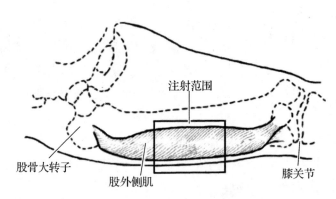

图 3-1-8　股外侧肌注射部位示意图

（二）操作的解剖学要点

1. 病人体位　患者取坐位或仰卧位。

2. 部位选择　选择在大腿中段外侧,膝关节上方 10 cm,髋关节下方 10 cm,宽 7.5 cm 的范围内。2 岁内的婴儿因臀肌不发达,首选用股外侧肌注射(图 3-1-8)。

3. 穿经结构　注射针穿过皮肤、浅筋膜、髂胫束至股外侧肌。

4. 注意事项

（1）注射部位不要过于靠近前内,针尖亦不能向前内倾斜,以免损伤股血管及神经。

（2）针梗不要与股骨垂直方向刺入,以免过深刺至股骨引起折针,应取向下一倾角刺入。

（3）成人髂胫束较厚,进针时将有一定阻力,注射中注意这种情况,以免注射过浅。

四、分组操作训练

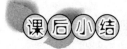

1. 总结三角肌区、臀区和股外侧肌区注射解剖学要领。

2. 分析总结本次课出现的问题。

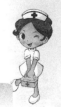

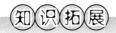 知识拓展

什么是注射性肌挛缩症？

注射性肌挛缩症是肌内注射引起的局灶性肌病中最常见的一种。本病的发生与局部反复接受肌内注射有密切关系。肌注既存在针刺创伤引起局部渗血、水肿，也存在药物的局部刺激和吸收不良的情况，这种创伤性、化学性刺激导致局部肌膜、肌肉组织发生无菌性炎症变化，进而导致骨膜增厚、肌肉纤维化及瘢痕挛缩，造成局部功能障碍。由于肌注部位的不同，因而可发生三角肌挛缩症、臀肌挛缩症等多种类型。其中以臀肌挛缩症最多见，几乎发生于儿童期患者身上。

本病一般于多次局部注射后2～3年，才逐渐出现症状，可见预防的关键在于应尽量减少及避免滥用肌内注射，掌握好注射的深度，避免将药液注在肌膜上。对于确需反复多次肌注治疗者，应选用局部刺激性轻的药物，对局部作必要的热敷、按摩、TDP照射，活血化瘀舒筋活络药液的局部离子导入法处理等，可预防及减轻本病的发生或发展。肌挛缩症一旦发生，轻症患者对生活及活动影响不大，经非手术治疗及功能锻炼，可望恢复正常或好转。对于症状明显、功能障碍严重者，应及早进行手术治疗。对局部挛缩组织作切断及部分切除术，能有效地松解粘连，治愈绝大部分患者。

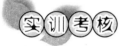 实训考核

描述肌内注射的解剖学要点。

（罗　欢）

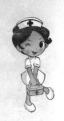
实训二　浅静脉穿刺术

案　例

　　静脉输液和输血技术:静脉输液和输血是临床常用的护理技术操作,也是基础护理学的重点内容之一,学生必须掌握相关理论知识和操作规程。

　　静脉输液是将大量无菌溶液或药物直接滴入静脉的技术。输液的目的:补充水和电解质,以调节或维持人体内水、电解质及酸碱的平衡;纠正血容量不足,维持血压和改善微循环的灌注量;解毒、控制感染和治疗疾病;供给营养物质,促进组织修复,维持人体正常生理活动。

　　静脉输血是将血液通过静脉输入体内的技术。输血的目的:补充血容量、增加血红蛋白,纠正贫血、补充凝血因子和血小板、补充血浆蛋白、补充抗体、补体等血液成分。

实训目的与要求

1. 熟悉上肢浅静脉穿刺术应用解剖学基础。
2. 熟悉下肢浅静脉穿刺术应用解剖学基础。
3. 熟悉头皮静脉穿刺术应用解剖学基础。
4. 掌握肘窝的浅静脉穿刺术操作解剖学要点。
5. 掌握腕部及手背部的浅静脉穿刺术操作解剖学要点。
6. 掌握足背部浅静脉穿刺术操作解剖学要点。
7. 掌握头皮静脉穿刺术操作解剖学要点。

实训材料

1. 全身主要浅静脉的标本、模型及挂图。
2. 适用静脉穿刺的模型人。

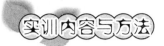

浅静脉穿刺的目的是：采血，用于献血、血液检查；输血、补液；注射药物，适用于不宜口服和肌内注射的药物或要求迅速产生药效的药物；补液。

一、应用解剖学基础

浅静脉又称皮下静脉，位置表浅，多吻合成静脉网，透过皮肤在体表易于辨认。浅静脉管壁薄，收缩性和弹性差，故当血容量明显减少时，静脉管壁易发生塌陷。如静脉血流缓慢，尤以近心端受到压迫或压力增高时血流更为缓慢，加上静脉瓣的作用常出现静脉充盈。静脉瓣其数目以四肢较多，静脉穿刺时要避开静脉瓣。

（一）头皮静脉

1. 头皮静脉　在额、颅顶、颞部等皮下组织中存在着较多的静脉，表浅易见，它们相互吻合，并与颅内静脉相通，而且头皮静脉没有瓣膜，正逆方向都能穿刺，只要操作方便即可，故特别适用于小儿静脉穿刺，也可用于成人。较恒定的静脉有以下几支（图 3 - 2 - 1）。

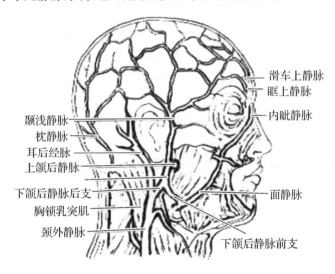

图 3 - 2 - 1　头皮静脉

2. 滑车上静脉　为起自冠状缝处的小静脉，沿额部浅层下行，与眶上静脉末端汇合，构成内眦静脉。

3. 眶上静脉　自额结节处起始斜向内下走行，在内眦处构成内眦静脉。

4. 颞浅静脉　起始于颅顶及颞区软组织，在颞筋膜的浅面，颧弓根稍上方汇合成前后两支。前支与眶上静脉相交通，后支与枕静脉、耳后静脉吻合，而且有交通支与颅顶导静脉相连。前后在颧弓根处汇合成颞浅静脉，下行至腮腺内注入面后静脉。

（二）颈外静脉

颈外静脉是颈部最大的浅静脉，收集颅外大部分静脉血和部分面部深层的静脉血。

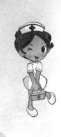

颈外静脉由前后两根组成,前根为面后静脉的后支,后根由枕静脉与耳后静脉汇合而成,两根在平下颌角处汇合,沿胸锁乳突肌表面斜向后下,至该肌后缘、锁骨中点上方2.5 cm处穿颈部固有筋膜注入锁骨下静脉或静脉角。此静脉在锁骨中点上方2.5～5 cm处内有二对瓣膜,瓣膜下扩大成囊。颈外静脉的体表投影相当于同侧下颌角与锁骨中点的连线(图3-2-2)。

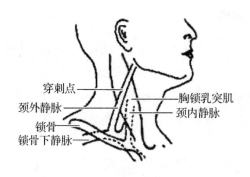

图3-2-2 颈外静脉穿刺点

由于颈外静脉仅被皮肤、浅筋膜及颈阔肌覆盖,位置表浅,管径较大,在小儿病人常被选作穿刺抽血的静脉,尤其在小儿病人啼哭时或压迫该静脉近心端时,静脉怒张明显,更易穿刺。颈部皮肤移动性大,不易固定,通常颈外静脉不作为穿刺输液的血管,但用硅胶管在此插管输液者日渐多见,使其应用范围扩大。

(三)上肢浅静脉

上肢常用作穿刺的浅静脉主要有手背浅静脉和前臂浅静脉。手背浅静脉较为发达,数目多,相互吻合成静脉网,网的桡侧汇集向上延续为头静脉,网的尺侧汇集成贵要静脉。头静脉起始后向上绕过前臂桡侧缘至前臂掌侧面,在肘窝稍下方发出肘正中静脉后,沿肱二头肌外侧沟上升,于三角胸大肌间沟穿入深部,汇入锁骨下静脉或腋静脉。贵要静脉沿前臂尺侧上升,在肘窝下方转向前面,接收肘正中静脉后,经肱二头肌内侧沟上行至臂中部,穿深筋膜汇入肱静脉。肘正中静脉在肘部连接头静脉与贵要静脉之间,其连接形式变异甚多。前臂正中静脉起自手掌静脉丛,沿前臂前面上升,沿途接受一些属支,并通过交通支与头静脉及贵要静脉相连。前臂正中静脉末端注入肘正中静脉,有的末端分为二支,分别注入贵要静脉和头静脉,这种类型通常无肘正中静脉(图3-2-3)。

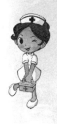

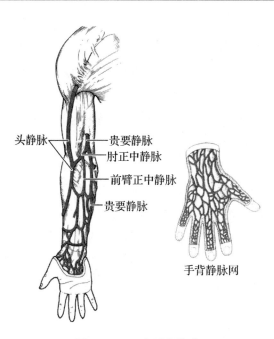

图 3 - 2 - 3　上肢浅静脉

（四）下肢浅静脉

下肢常用做穿刺的浅静脉主要有足背静脉和大隐静脉起始段。足背浅静脉多构成静脉弓或网。弓的外侧端延续为小隐静脉,经外踝后方转至跟腱的后面上行。弓的内侧端延续为大隐静脉,该静脉经内踝前方约 1 cm 处沿小腿内侧上升,于腹股沟韧带中点下方 3～4 cm 处穿卵圆窝注入股静脉(图 3 - 2 - 4)。

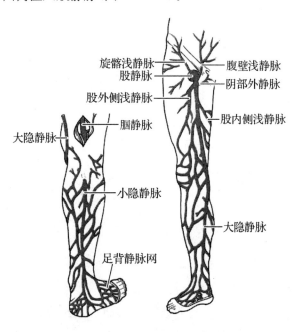

图 3 - 2 - 4　下肢浅静脉

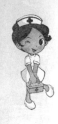

二、操作的解剖学要点

1. 部位选择　根据年龄及病情可选择不同部位的静脉。选择原则是选相对直、粗、弹性好、不易滑动、便于固定、避开关节周围的血管;婴幼儿多选用头皮静脉和颈外静脉,其次选用手背静脉和足背静脉。成人常选用手背静脉和足背静脉。

2. 穿经结构　虽选用的静脉部位不同,但穿经的层次基本相同,即皮肤、皮下组织和静脉壁。因年龄不同,静脉壁的厚度、弹性及硬度有所不同。

3. 进针技术　穿刺时固定好皮肤和静脉,针尖斜面向上,与皮肤角度为 15°～30°,在静脉表面或旁侧刺入皮下,再沿静脉近心方向潜行然后刺入静脉,见回血后再顺静脉进针少许,将针头放平并固定,进行抽血或注入药物。

4. 注意事项

(1) 由于头皮静脉被固定于皮下组织的纤维隔内,管壁回缩力差,故穿刺或输液后要压迫局部,以免局部出血形成皮下血肿。

(2) 穿刺部位应尽量避开关节,以利针头固定和患者活动。

(3) 扎止血带后在静脉上形成结节状隆起的静脉瓣,穿刺时应避开。

(4) 静脉管壁薄,缺乏平滑肌和弹性纤维,易被压扁,进针时不可用力过猛,以免穿透。

(5) 老年病人静脉因管壁弹性差,壁脆、硬,皮下组织少,针刺入管壁时滑动,不易穿刺。

(6) 颈外静脉穿刺要防止空气栓塞。

三、分组操作训练

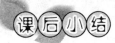

1. 总结浅静脉穿刺的解剖学要领。
2. 分析总结本次课出现的问题。

知识拓展

动静脉内瘘术

动静脉内瘘术就是运用血管外科技术人为地建立一条动静脉之间的短路,为血液透析提供长期而有效的能进行体外循环的血管通路。一般内瘘的使用可维持 4～5 年。前臂远端桡动脉—头静脉直接吻合是透析患者首选的长期血管通路,一般称其为“标准内瘘”或“第一级血管通路”;其他的内瘘还有桡动脉—贵要静脉、尺动脉—贵要静脉、尺动脉—头静脉、肱动脉—头静脉、肱动脉—贵要静脉、肱动脉—肘正中静脉等。动静脉内瘘

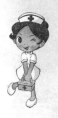

成熟需2～6周，一般选择非优势侧手臂。术后要抬高术肢，以利静脉回流，减轻水肿，术肢勿测血压、穿刺及压迫。瘘成熟透析穿刺时，穿刺针应距吻合口3 cm以上，尽量避免定点穿刺，以免形成假性动脉瘤及血栓，导致感染，穿刺后压迫止血压力要适当，以免出血及血栓形成，阻塞内瘘。

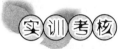

描述静脉穿刺术操作的解剖学要点。

（朱晓红）

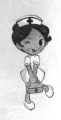

实训三　深静脉及深动脉穿刺术

深静脉穿刺术是经体表穿刺至相应的静脉,插入各种导管至大血管腔内或心脏。利用其测定各种生理学参数,同时也可为各种治疗提供直接便利途径。深静脉穿刺术主要包括颈内静脉穿刺术、锁骨下静脉穿刺术和股静脉穿刺术。在医学高度发达的今天,深静脉穿刺术仍是重症病房、大手术和救治危重病人不可缺少的手段。

实训目的与要求

1. 说出颈内静脉的走行及体表投影。
2. 描述颈内静脉穿刺术的操作要点。
3. 说出锁骨下静脉的走行及体表投影。
4. 描述锁骨下静脉穿刺术的操作要点。
5. 说出股三角的境界与结构。
6. 描述股静脉及股动脉穿刺术的操作要点。

实训材料

1. 头颈部及上、下肢离体标本、模型及挂图。
2. 模型人、尸体。
3. 一次性注射器。

实训内容与方法

一、颈内静脉穿刺术

(一) 应用解剖学基础

1. 颈内静脉　在颅底的颈静脉孔处续于乙状窦,为颈部最粗大的深静脉干,与颈总动脉和颈内动脉(位其内侧)及迷走神经(动静脉后方)一起被颈动脉鞘包裹。颈内静脉全程由胸锁乳突肌覆盖,上段位于胸锁乳突肌内侧,颈内动脉后方,中段位于胸锁乳突肌前缘下面,颈总动脉后外侧,下段位于胸锁乳突肌胸骨头与锁骨头之间的三角间隙内,颈总动脉前外方,在胸锁关节处与锁骨下静脉汇合成无名静脉。颈内静脉位于上述三角的中心位置,在三角顶端距锁骨上缘 2～3 横指处为穿刺处。颈内静脉外径平均为 1.3 cm左右。管腔经常处于开放状态,有利于血液回流,但当颈内静脉外伤时,由于管腔不能闭合和胸腔内负压的吸引,可致空气的栓塞。

2. 体表投影　在下颌角与乳突尖端连线的中点与右侧胸锁关节(或左侧锁骨上小窝)的连线上。

(二)操作的解剖学要点

1. 颈内静脉分段与穿刺部位选择　颈内静脉分上、中、下三段,甲状软骨上缘平面以上为上 1/3 段,以下平分为中、下 1/3 段,三段外径分别为 1.2 cm、1.4 cm、1.5 cm。在上段,颈总动脉与颈内静脉相距较近,且有部分重叠,故不宜穿刺;下段位置较深,亦不利于穿刺;中段位置较表浅,操作视野充分,穿刺时应避开一些重要结构。右侧颈内静脉较左侧粗,且与头臂静脉、上腔静脉几乎成一条直线,右侧胸膜顶低于左侧,右侧无胸导管,又因颈内静脉中段位置表浅,故一般选择右侧颈内静脉中段作为穿刺部位。

2. 穿刺要点

(1) 穿刺体位与层次:仰卧位,肩部垫枕,使头后仰,偏向左侧。

(2) 穿经结构:穿刺针依次经过皮肤、浅筋膜、胸锁乳突肌(下段进针不通过此肌)、颈动脉鞘(颈动脉鞘比较坚韧,与血管壁紧密相连),进入颈内静脉。

(3) 穿刺入路:颈内静脉穿刺入路 有前、中、后三种(图 3 - 3 - 1)。

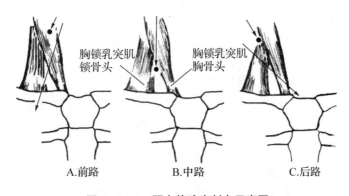

图 3 - 3 - 1　颈内静脉穿刺点示意图

①前路:操作者以左手示指和中指在中线旁开 3 cm,于胸锁乳突肌的中点前缘相当于甲状软骨上缘水平触及颈总动脉搏动,并向内侧推开颈总动脉,在颈总动脉外缘的0.5 cm 处进针,针轴与皮肤成 30°～40°角,针尖指向同侧乳头或锁骨中、内 1/3 交界处前进。常在胸锁乳突肌中段后面进入颈内静脉(图 3 - 3 - 2)。

②中路:在锁骨与胸锁乳突肌的锁骨头和胸骨头形成的三角区的顶点,颈内静脉正

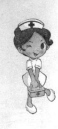

好位于此三角的中心位置,该点距锁骨上缘 3~5 cm,进针时针轴与皮肤呈 30°角,针尖指向同侧乳头,一般进针 2~3 cm 即可进入颈内静脉。若未成功再将针退至皮下,略向外侧偏斜进针常可成功(图 3-3-3)。

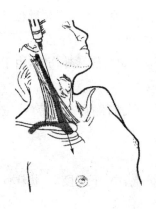
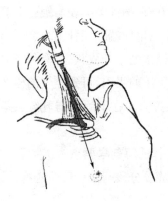

图 3-3-2　前路穿刺示意图　　　　　图 3-3-3　中路穿刺示意图

③后路:在胸锁乳突肌的后缘中下 1/3 的交点或在锁骨上缘 5 cm 处作为进针点,在此处颈内静脉位于胸锁乳突肌的下面略偏向外侧,穿刺时面部尽量转向对侧,针轴一般保持水平,在胸锁乳突肌的深部指向胸骨上窝方向前进(图 3-3-4)。

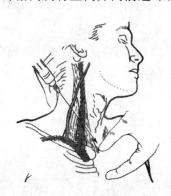

图 3-3-4　后路穿刺示意图

以上三种进针点一般以中路为多,因为此点可以直接触及颈总动脉,可以避开颈总动脉,故误伤动脉的机会较少。另外此处颈内静脉较浅,穿中率较高。

3. 注意事项

(1)前路进针造成气胸的机会不多,进针不要过于偏内以免误入颈总动脉。中路进针不可过于偏外,以免损伤静脉角处的淋巴管,亦不可过深,以免损伤静脉后外侧的胸膜顶造成气胸。后路进针不宜过分向内侧深入,以免损伤颈总动脉,甚至穿入气管内。

(2)右颈内静脉离心比左侧更近,当右室舒张时,静脉腔内压很低,穿刺时防止空气栓塞。

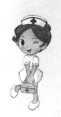

二、锁骨下静脉穿刺术

（一）应用解剖学基础

锁骨下静脉是腋静脉的延续，呈轻度向上的弓形，长3～4 cm，直径1～2 cm，由第1肋外缘行至胸锁关节的后方，在此与颈内静脉相汇合形成头臂静脉，其汇合处向外上方开放的角叫静脉角。在右侧第1胸肋关节后方，两条头臂静脉汇合成上腔静脉。锁骨下静脉的前上方有锁骨与锁骨下肌；后方则为锁骨下动脉，动、静脉之间由厚约5mm的前斜角肌隔开；下方为第1肋，内后方为胸膜顶。锁骨下静脉下后壁与胸膜仅相距5 mm，该静脉的管壁与颈固有筋膜、第1肋骨膜、前斜角肌及锁骨下筋膜鞘等结构相愈着，因而位置恒定，不易发生移位，有利于穿刺，但管壁不易回缩，若术中不慎易进入空气导致气栓。在锁骨近心端，锁骨下静脉有一对静脉瓣，可防止头臂静脉的血液逆流。左侧较粗的胸导管及右侧较细的淋巴管在靠近颈内静脉的交界处进入锁骨下静脉上缘，右侧头臂静脉在胸骨柄的右缘下行，与跨越胸骨柄后侧的左头臂静脉汇合。左侧锁骨下静脉穿刺置管时需注意切勿损伤胸导管，从而引起乳糜胸等严重并发症。

（二）操作的解剖学要点

锁骨下静脉穿刺入路有经锁骨上、锁骨下两种。但其进针点、方向、深度各异，现按穿刺入路不同分述如下。

1. 锁骨上入路应用解剖学要点

（1）体位：多取仰卧位，两上肢置于躯干两侧，面部侧向对侧，肩部垫一软枕（20 cm左右）。

（2）穿刺部位：穿刺点选在胸锁乳突肌锁骨头的外侧缘与锁骨上缘相交角的尖部向外0.5～1 cm处。从解剖角度上讲，以右侧锁骨下静脉穿刺为宜（图3-3-5）。

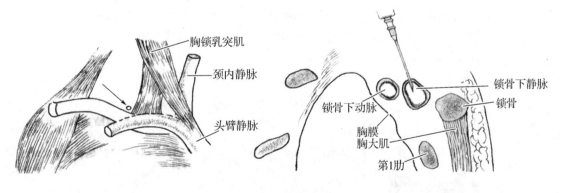

图3-3-5 锁骨下静脉穿刺示意图（锁骨上入路）

（3）穿经结构：穿刺针依次经过皮肤、浅筋膜进入锁骨下静脉。

（4）穿刺技术：针刺方向针尖应指向锁骨与胸锁乳突肌夹角尖部方向，即指向胸锁关节处。进针的深度通常为2.5～4 cm，应随病人胖瘦而定。操作者要边进针边抽吸，见回血后再稍插入少许即可。

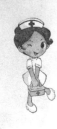

（5）注意事项

①锁骨下静脉在锁骨中点微向上方突，其最高点距锁骨上缘约 1 cm，斜过肺尖与胸膜顶的前外侧面，针刺入方向指向同侧胸锁关节后方，忌针刺向后下，一般不会伤及胸膜顶与肺尖。

②进针点选在胸锁乳突肌锁骨头后缘与锁骨上缘之夹角顶点刺入，若偏向后外上 1～1.5 cm，易误入锁骨下动脉的可能。

③防止空气栓塞。

2. 锁骨下入路应用解剖学要点

（1）体位：仰卧位，面部转向对侧，头后仰，颈部侧向对侧，穿刺侧上肢外展 45°角左右，后伸 30°角左右。

（2）穿刺部位：在锁骨下方，锁骨中点内侧 1～2 cm 处为穿刺点，也有在锁骨上入路穿刺点向下作垂线与锁骨下缘相交处作为穿刺点（图 3-3-6）。多选择右侧。

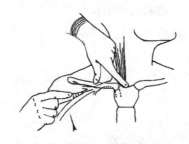

图 3-3-6　锁骨下静脉穿刺示意图（锁骨下入路）

（3）穿经层次：穿刺针穿经皮肤、浅筋膜、胸大肌及锁骨下肌达锁骨下静脉。

（4）穿刺技术：

①进针方向：针尖刺向对侧耳垂，针尖与水平面夹角为 30°～40°，过大易刺入锁骨下动脉，过小（20°角左右）虽可刺中锁骨下静脉，但也有可能刺中同名动脉或胸膜顶。因此针尖与冠状面呈 20°角左右而与水平面夹角 30°～40°是穿刺成功关键。

②穿刺深度：因人而异，一般在 3 cm 以内。

（5）注意事项：

①针尖绝不可刺向后与上方，以免刺破胸膜。

②进针深度不超过 3 cm 以免穿透血管。

③防止空气栓塞，在操作过程中严防空气注入。

三、股静脉穿刺术

（一）应用解剖学基础

股静脉是下肢的主要静脉干，其上段位于股三角内。股三角位于股前部上 1/3，为底在上、尖朝下的三角形凹陷。底边为腹股沟韧带，外侧边为缝匠肌内侧缘，内侧边为长收肌的内侧缘。股三角的尖位于缝匠肌与长收肌相交处，此尖端向下与收肌管的上口相连续。股三角的前壁是阔筋膜,其后壁凹陷,自外向内依次为髂腰肌、耻骨肌和长收肌及其表面的筋膜。股三角内有股神经、股动脉及其分支、股静脉及其属支、股管和腹股沟淋巴结等。股动脉居中,外侧为股神经,内侧为股静脉。寻找股静脉时应以搏动的股动脉为标志。

(二) 操作的应用解剖学要点

1. 部位与体位仰卧位　穿刺侧髋关节外展、外旋 $20°\sim30°$,使股三角内血管神经束更接近部皮肤,并有拉紧血管神经束作用,易于穿刺。在腹股沟韧带中点下方 $2\sim3$ cm 内侧 l cm 左右触及股动脉搏动。

2. 穿刺技术沿股动脉内侧　穿刺针垂直刺入或穿刺针与股部皮肤呈 $20°\sim30°$,一个向上倾角,借助另一只手拇指按压股动脉并按紧穿刺部位皮肤,并稍微向外侧牵拉,刺破皮肤至静脉(图 3 - 3 - 7)。

3. 穿经层次　穿经皮肤、浅筋膜、阔筋膜而至股静脉,此部位浅筋膜厚薄个体差异较大,阔筋膜较致密、宽厚,穿经时有一定阻力感,穿刺深度约 2 cm。

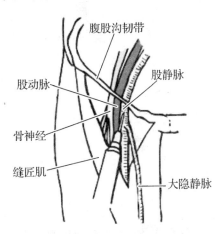

图 3 - 3 - 7　股静脉穿刺示意图

4. 注意事项

(1) 因腹股沟韧带中点下方 $2\sim3$ cm 处,股三角内除阔筋膜较为致密的结构外,均被脂肪组织充填,若用力不当,垂直刺入易穿通股静脉。

(2)股静脉穿刺时穿刺点不可过低,以免穿透大隐静脉根部。

四、股动脉

(一) 应用解剖学基础

1. 股动脉　股动脉是髂外动脉的延续,在腹股沟韧带中点的后方经血管腔隙至股三角。股三角内由外向内依次排列着股神经、股动脉、股静脉及股管,此处股动脉前方有皮肤、皮下组织及阔筋膜覆盖,易触及动脉搏动。股动脉由股三角尖向下经收肌管至腘窝,续为腘动脉。股动脉在腹股沟韧带中点处的管径男性平均为 8.32 ± 0.32 mm,女性平均

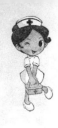
7.74±2.36 mm,股动脉在股部有较多分支,进入股动脉其上方有腹壁下动脉分支,下方有股深动脉分支。股静脉常位于相邻动脉内侧约 1 cm。

2. 股动脉的体表投影　髋关节和膝关节屈曲并外旋外展状态下,自髂前上棘至耻骨联合连线的中点,向内下至股骨内上髁的连线,此线的上 2/3 为股动脉的体表投影。透视下,97％股动脉通过股骨头内侧 1/3 靠近髋关节间隙,如动脉搏动不明显,可据此为定位依据。

(二)操作的解剖学要点

1. 体位　患者取仰卧位,被穿刺的下肢微屈稍外展和外旋。

2. 穿刺点　选在腹股沟韧带中点下方 2～3 cm 处股动脉搏动最清楚处(图 3-3-8)。

3. 穿经层次及深度　依次经过皮肤、浅筋膜、阔筋膜、股鞘至股动脉,其深度约 2 cm。

4. 穿刺针与动脉纵轴呈 30°～45°角刺入,此处穿刺成功率高,但离会阴区较近,潜在感染机会较大,应予以注意。

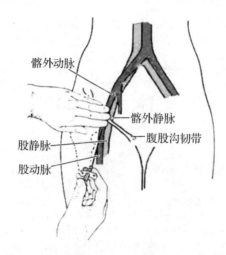

图 3-3-8　股动脉穿刺示意图

5. 注意事项

(1) 穿刺点不能太高,太高不易压迫止血,易形成腹膜后血肿,太低易进入穿支。

(2) 穿刺点过低,压迫不当,形成假性动脉瘤。

五、分组操作训练

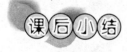

1. 总结颈内静脉穿刺术、锁骨下静脉穿刺术、股静脉穿刺术和股动脉穿刺术操作的解剖学要点。

2. 分析总结本次课出现的问题。

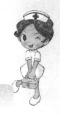

知识拓展

静脉留置导管阻塞

导管堵塞是深静脉置管的常见并发症之一,在排除导管打折、扭曲等其他堵塞情况外,堵塞可发生在导管顶端的血管壁,也可以发生在导管内,多与血栓有关,血栓形成原因包括:①患者本身血液处于高凝状态;②封管方法不正确,导管顶端血液凝固,形成血栓导致导管堵塞;也可能为药物沉积所致。早期为部分堵塞,表现为导管输液缓慢,不能回抽血液,晚期为完全堵塞,表现为既不能输液也不能回抽血液。导管相关性血栓与穿刺部位有关,以颈内静脉穿刺置管发生率最低。Hryszko 等报告,股静脉穿刺置管并发导管相关性血栓的发生率是颈内静脉穿刺置管的 5.3 倍,且随着留置时间的延长这种差别更加明显。Salgado 等报告,右侧颈内静脉穿刺置管导管相关性血栓明显低于左侧,这可能与左右侧头臂静脉走行及与上腔静脉的夹角不同有关。正确的封管和导管肝素化是减少导管相关性血栓发生的关键,但不能杜绝。导管堵塞早期可以使用肝素生理盐水或尿激酶冲洗,部分病例有效,也不会出现肺栓塞的临床表现;如果导管完全堵塞,唯一的办法是拔除堵塞的导管,重新置管。

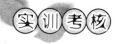

实训考核

1. 描述颈内静脉穿刺术、锁骨下静脉穿刺术和股静脉穿刺术操作的解剖学要点。
2. 试述股动脉穿刺术操作的解剖学要点。

（王　杰）

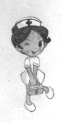

实训四　心肺复苏术

案　例

心肺复苏的意义：当人突然发生心跳、呼吸停止时，必须在4至8分钟内建立基础生命维持(BLS)，保证人体重要脏器的基本血氧供应，直到建立高级生命维持或自身心跳、呼吸恢复为止，其具体操作即心肺复苏(CPR)。心跳呼吸骤停是临床上最紧急的情况，70%以上的猝死发生在院前，心跳停止4分钟内进行CPR-BLS，并于8分钟内进行进一步生命支持(ALS)，则病人的生存率为43%。强调黄金4分钟：通常4分钟内进行心肺复苏，有32%能救活，4分钟以后再进行心肺复苏，只有17%能救活。最新CPR指南重新安排了CPR传统的三个步骤，从原来的A-B-C改为C-A-B，这样开始就胸外按压可使更多心脏骤停者得到CPR(A.保持气道通畅，B.人工呼吸，C.胸部挤压)。

实训目的与要求

1. 熟悉胸外心脏按压术的应用解剖基础。
2. 熟悉人工呼吸术的应用解剖基础。
3. 掌握胸外心脏按压术操作解剖学要点。
4. 掌握人工呼吸术操作解剖学要点。

实训材料

1. 心离体标本、模型及挂图。
2. 适用心肺复苏的模型人。

实训内容与方法

一、应用解剖学基础

(一) 心

1. 心的体表投影　心在胸前的体表投影可用下列四点连线来表示：①左上点：在左

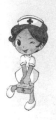

侧第2肋软骨下缘,距胸骨左缘1.2 cm;②右上点:在右侧第3肋软骨上缘,距胸骨右缘1 cm;③左下点:在左侧第5肋间隙,距前正中线7～9 cm(或左锁骨中线内侧1～2 cm处),此点相当于心尖部;④右下点:在右侧第6胸肋关节处。左右上点连线为心的上界,左右下点连结为心的下界,右侧上、下两点间微向右凸的弧线为心的右界,左侧上、下两点间微凸向左的弧线为心的左界。

2. 心前面的毗邻 心的前面主要由右心室和小部分左心室构成,大部分被肺和胸膜遮盖,只有一少部分(左肺心切迹和左侧胸膜反折线下部以内的部分)隔着心包与胸骨体下份左侧半以及左侧第4～6肋软骨相贴。

(二)胸廓

它由12个胸椎,12对肋和1个胸骨连结而成。观察骨架和结合瓶装标本学习,胸廓略呈圆锥形,其上部较窄,下部较宽,左右径大于前后径,它有上、下两口。胸廓上口向前下倾斜,由第1胸椎、第1肋及胸骨柄上缘围成。下口大,不规则,由第12胸椎、第12肋、第11肋前端、肋弓及剑突围成。两侧肋弓夹角是胸骨下角。相邻两肋间的间隙是肋间隙。胸廓除对胸腔内器官起支持、保护作用外,还参与呼吸活动。

(三)呼吸道、肺和呼吸肌

1. 呼吸道和肺 呼吸道分为上、下两部分。下呼吸道自气管向下逐级分支,到肺泡囊约分支23次,随着气道不断分支,管腔越来越小,管壁越来越薄,但数目越来越多,总横截面积越来越大。肺泡管、肺泡囊,这些结构的壁上均有肺泡,肺泡是吸入气体与血液进行气体交换的场所。

2. 呼吸肌 吸气肌主要是膈肌、肋间外肌,呼气肌主要是肋间内肌、腹肌,呼吸辅助肌有斜角肌、胸锁乳头肌、胸大肌、前锯肌等。当膈肌、肋间外肌等吸气肌收缩,胸廓扩大,肺容积增大,肺内压低于大气压,气体入肺;反之,吸气肌舒张或呼气肌等收缩,至肺内压高于大气压,气体出肺。

(四)胸膜腔

胸膜腔为脏层胸膜和壁层胸膜相互移行构成的密闭、潜在腔隙,正常时压力低于大气压,故称为胸内负压,有利于肺随胸廓的运动而扩张和缩小。

二、操作的解剖学要点

(一)胸外心脏按压术的操作要点

1. 病人体位 取仰卧位,即胸腹朝天。

2. 按压部位 取胸骨中下1/3交界处的正中线上或剑突上2.5～5 cm处,使胸骨和肋软骨下陷,接触心前壁并将心脏压向脊柱,间接压迫左、右心室。

3. 按压方式 术者立于病人一侧,以一手掌根部接触患者胸骨按压部位,伸直手指与肋骨平行,另一手掌放在此手背上,两手平行重叠且手指交叉互握稍抬起,使手指脱离胸壁。双肘关节伸直,双肩中点垂直于按压部位,利用上半身体重和肩、臂部肌肉力量垂

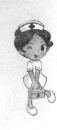

直向下作有节奏冲击式下压,下压与向上放松时间相等;按压至最低点处,应有一明显的停顿,不能冲击式的猛压或跳跃式按压;放松时定位的手掌根部不要离开胸部按压部位,但应尽量放松,使胸骨不受任何压力(图3-4-1)。按压频率成人至少100次/分,小儿90~100次/分,按压与放松时间比例以1：2为恰当。按压深度成人至少为5 cm,5~13岁者为3 cm,婴、幼儿为2 cm。

4. 注意事项

(1) 按压部位不能偏向心前区左侧,以免引起肋骨骨折。

(2) 按压力量必须适度、均匀,使血循环连续有效。

(3) 按压停歇时间一般不要超过10秒,在按压时必须配合人工呼吸,按压与人工呼吸的比例应为30：2。

(4) 掌握适应证,对老年人、多发性肋骨骨折、胸廓畸形、心包填塞、双侧气胸、妊娠后期等患者不易作胸外心脏按压术。

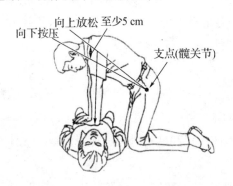

图3-4-1　心肺复苏示意图

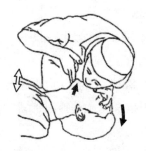

图3-4-2　口对口人工呼吸示意图

(二) 人工呼吸术的操作要点

1. 口对口(或鼻)人工呼吸法操作要点

(1) 病人体位,取仰卧位,即胸腹朝天。

(2) 首先清理患者呼吸道,保持呼吸道清洁。

(3) 直接将空气吹入患者口中,经呼吸道入肺,再利用肺的自动回缩将气体排出。

(4) 吹气时应一手捏鼻,防止自鼻孔漏气,一手轻压甲状软骨,借以压迫食管,防止空气入胃造成胃胀气(图3-4-2)。

(5) 每次吹气量为500~1 000 ml,用力要均匀,不能过猛过大,使患者胸部轻度膨起即可,特别对小儿,防止压力过高造成肺泡破裂。吹气后,口唇离开,并松开捏鼻的手指,使气体呼出。观察人的胸部有无起伏,如果吹气时胸部抬起,说明气道畅通,口对口吹气的操作是正确的。

(6) 注意事项:

①托颈压额或托起下颌尽量使患者头后仰,以免舌后坠造成呼吸道梗阻。

②口对口,两口要对紧不要漏气。

③口对口之间如有纱布或手帕等,不要因此影响空气出入。

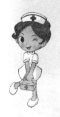

④如果病人口腔有严重外伤或牙关紧闭时,可对其鼻孔吹气(必须堵住口)即为口对鼻吹气,其他操作同口对口吹气法。

2. 俯卧压背法操作的解剖学要点　由于病人取俯卧位,舌头能略向外坠出,不会堵塞呼吸道,救护人不必专门来处理舌头,节省了时间,能及早进行人工呼吸。气体交换量小于口对口吹气法,目前,在抢救触电、溺水时,现场多用此法。但对于孕妇、胸背部有骨折者不宜采用此法。

(1) 伤病人取俯卧位,即胸腹贴地,腹部可微微垫高,头偏向一侧,两臂伸过头,一臂枕于头下,另一臂向外伸开,以使胸廓扩张。

(2) 术者面向其头,两腿屈膝跪地于伤病人大腿两旁,把两手平放在其背部肩胛骨下角(大约相当于第七对肋骨处)脊柱左右,大拇指靠近脊柱,其余四指稍开微弯。

(3) 术者俯身向前,慢慢用力向下压缩,用力的方向是向下、稍向前推压。当术者的肩膀与病人肩膀将成一直线时,不再用力。在这个向下、向前推压的过程中,即将肺内的空气压出,形成呼气,然后慢慢放松回身,使外界空气进入肺内,形成吸气(图3-4-3)。

(4) 按上述动作,反复有节律地进行,每分钟14～16次。

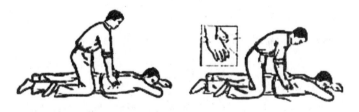

图3-4-3　俯卧压背法示意图

3. 仰卧压胸法操作的解剖学要点　此法便于观察病人的表情,而且气体交换量也接近于正常的呼吸量,但最大的缺点是,伤员的舌头由于仰卧而后坠,阻碍空气的出入,所以作本法时要将舌头拉出。这种方法对于淹溺及胸部创伤、肋骨骨折伤员不宜使用。

(1) 病人取仰卧位,背部可稍加垫,使胸部凸起。

(2) 术者屈膝跪地于病人大腿两旁,把双手分别放于乳房下面(相当于第六七对肋骨处),大拇指向内,靠近胸骨下端,其余四指向外,放于胸廓肋骨之上。

(3) 向下稍向前压,其方向、力量、操作要领与俯卧压背法相同(图3-4-4)。

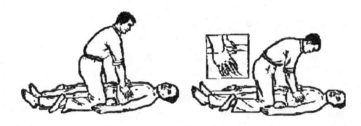

图3-4-4　仰卧压胸法示意图

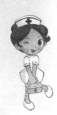

三、分组操作训练

课后小结

1. 总结心肺复苏操作的解剖学要领。
2. 分析总结本次课出现的问题。

知识拓展

电除颤和 ECC

电除颤是以一定量的电流冲击心脏从而使心室颤动终止的方法,是治疗心室颤动的有效方法。现今以直流电除颤法使用最为广泛,原始的除颤器是利用工业交流电直接进行除颤,易导致触电危险,因此,目前除心脏手术过程中还有用交流电进行体内除颤外,一般都用直流电除颤。

心血管急救(ECC)系统可用"生存链"概括,包括四个环节:①早期启动各种急救系统(EMS);②早期心肺复苏(CPR);③早期电除颤;④早期高级生命支持。为什么要早期电除颤?原因:①心脏骤停时最常见的心律失常是心室颤动;②治疗室颤最有效的方法是电除颤;③未行转复室颤,数分钟内就可能转为心脏停搏;④成功除颤的机会转瞬即逝;⑤基本 CPR 技术并不能将室颤转为正常心律。所以,除颤越早越好。电除颤的时机是治疗室颤的决定因素,每延迟一分钟,复苏成功率下降 7％～10％,在心脏骤停发生一分钟内进行除颤,患者存活率达 90％,三分钟内除颤,70％～80％恢复心跳,而五分钟后,则下降到 50％左右,第七分钟约 30％,9～11 分钟后约 10％,超过 12 分钟,则只有 2％～5％。

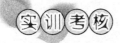

描述胸外心脏按压术、人工呼吸术的操作的解剖学要点。

(李家林)

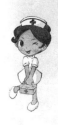

实训五　置管洗胃术、腹腔体位引流术、灌肠术和直肠镜检查术

案　例

洗胃术,是指将一定成分的液体灌入胃腔内,混合为内容物后再抽出,如此反复多次,其目的是为了清除胃内未被吸收的毒物或清洁胃腔,为胃部手术、检查作准备。对于急性中毒,洗胃是一项极其重要的抢救措施。洗胃术有催吐洗胃术、胃管洗胃术、剖腹胃造口洗胃术。

实训目的与要求

1. 熟悉腹部的体表标志。
2. 熟悉腹膜腔的应用解剖基础。
3. 熟悉大肠和直肠的应用解剖基础。
4. 掌握洗胃术操作解剖学要点。
5. 掌握腹腔体位引流术操作解剖学要点。
6. 掌握灌肠术操作解剖学要点。

实训材料

1. 男女性腹腔矢状断面的离体标本、模型和挂图。
2. 模型人。
3. 胃管、引流管。

实训内容与方法

一、置管洗胃术

(一) 应用解剖学基础

1. 口腔　上、下颌牙咬合时,口腔前庭可借第 3 磨牙后方的间隙与后部的固有口腔

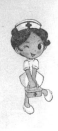

相通。经口腔插管时,若患者牙关紧闭,可从该间隙进入。咽峡是口腔与咽腔的分界,也是口腔与咽腔间狭窄部。软腭在静止状态时垂向下方,当吞咽或说话时,软腭上提,紧贴咽后壁,从而将鼻咽与口咽隔开。软腭的感觉神经来自三叉神经的上颌神经和舌咽神经的分支支配,对刺激较为敏感。

2. 鼻腔　经鼻插管时须通过鼻中隔与鼻甲之间(总鼻道),其形态受下鼻甲和鼻中隔形态的影响而改变,正常鼻中隔接近正中矢状位,多偏向左侧,故两侧总鼻道不尽相同。插管时应先检查两侧鼻腔,选择通气较好的一侧进行插管。鼻中隔前下部有易出血区,应注意避免损伤,一般插管方向应先稍上,而后平行向后下,使胃管经鼻前庭沿固有鼻腔下壁靠内侧滑行。

3. 咽　成人咽部长 12 cm,是一个上宽下窄、前后略扁,呈漏斗状肌性管道,前壁不完整,分别经鼻后孔与鼻腔相通,经咽峡与口腔相通,经喉口与喉腔相通。咽峡部和咽部富含三叉神经、舌咽神经和迷走神经的感觉神经末梢,感觉敏锐,受刺激易引起恶心、呕吐。经鼻插管可减免对舌根、腭唇等的刺激,但在通过咽腔时亦应尽量避免对咽后壁的刺激。喉口是插管误入气管的入口,应注意及时关闭。当胃管进入咽部时,嘱病人做吞咽动作,喉上提,会厌向后下封闭上提的喉口,同时喉前移,使平时紧张收缩的食管口张开,有利于插管进入食管。

4. 食管　食管是一肌性管道,全长约 25 cm 食管全程有三处狭窄,第一处狭窄在咽与食管移行处,适对第 6 颈椎体下缘,距正中切牙约 15 cm;第二处狭窄,在左主支气管跨越食管前方处,约在第 4、5 胸椎间的椎间盘平面,距正中切牙约 25 cm;第三处狭窄在食管穿经膈食管裂孔处,约平第 10 胸椎体平面,距正中切牙约 40 cm(图 3 - 5 - 1)。这些狭窄是异物易滞留和肿瘤好发部位,也为食管内插管易损伤部位。

5. 胃　入口贲门位于第 11 胸椎左侧;出口幽门位于第 1 腰椎右侧。胃小弯凹而短,朝向右上方,其最低处转角称角切迹;胃大弯凸而长,朝向左下。胃中等度充盈时,大部分位于左季肋部,小部分位于腹上区。胃腔膨大且弯曲,胃腔黏膜在胃空虚时,形成许多黏膜皱襞,其皱襞在贲门和幽门附近呈放射状排列,在小弯侧恒定地呈现 4～6 条纵行黏膜皱襞,在幽门处特别增厚形成幽门括约肌,这些结果置管时易致导管盘绕。

(二) 操作的解剖学要点

1. 病人体位　患者取侧卧位、半卧位或仰卧位。

2. 置管途径　根据患者情况选择经口腔或鼻腔插管。因经鼻腔入路可避免张口疲劳,无咽峡部刺激可减少恶心、呕吐,且鼻腔入路时鼻腔与咽腔间成角相对要小,置管成功率往往要高于从口腔入路者,故临床较常用。插管依次经口(或鼻)、咽、食管进入胃(图 3 - 5 - 2)。插管时如果是抢救昏迷病人胃管应经第三磨牙后方入口腔。

3. 置管长度　相当于自鼻尖或口唇经耳垂到剑突的长度。成人一般插入胃管 45～50 cm,婴幼儿为 14～18 cm。当胃管插入至 10～15 cm(咽喉部)时,嘱咐病人做吞咽动作,轻轻地将胃管推进。如果患者处于昏迷状态,则应轻轻抬起头部,使咽喉部弧度增

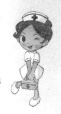

大,轻快地将胃管插入。当插至 45 cm 左右时,胃管即进入胃内(插入长度以 45～55 cm
为宜)。

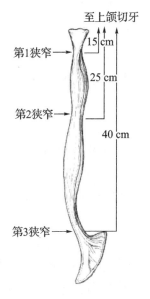

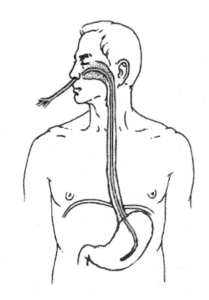

图 3-5-1 食管　　　　　　　　　图 3-5-2 胃管置入示意图

4. 确定胃管在胃内　可以注射器快速将空气注入胃管,然后用听诊器在胃部听到气
泡声,或者回抽出草绿色胃液,即可确定胃管已在胃腔内。

5. 注意事项

(1) 鼻中隔偏曲过度、下鼻甲肥大、鼻息肉、鼻中隔穿孔,以及极为罕见的鼻后孔先天
性闭锁和食管憩室,使导管进入食管失败,对此情况术前应详细检查。

(2) 鼻腔黏膜层内有丰富的静脉丛、腺体和感觉神经末梢,导管进入时刺激易引起喷
嚏、奇痒难忍,尚有个别对刺激异常敏感的人引起鼻眼、鼻心、鼻肺反射,致受检者不自主
拔管,尤在儿童多见。鼻中隔前下部有一区域黏膜中有丰富的血管吻合丛,称易出血区
即 Little 区或 Kiesselbach 区,此部黏膜甚薄,且紧贴软骨膜,一旦受损,血管不易收缩,出血
较多,故从鼻腔入路时导管端除涂润滑剂和加温外,应从下鼻道与鼻中隔间隙中间送入。

(3) 导管在咽腔内弯曲多在送入软质管时过快,咽部受刺激而致的恶心、呕吐未缓
解,或病人作不合理吞咽,致使软腭上抬,封闭鼻后孔将导管推出。

(4) 若病人发生呛咳,提示导管进入气管内,应立即退出。

二、腹腔体位引流术

(一) 应用解剖学基础

1. 腹部的体表标志　为正确描述腹部病变部位及范围,常用以下体表标志:

(1) 肋弓下缘:为体表腹部上界,常用于腹部分区,肝、脾测量及胆囊点定位。

(2) 腹上角:为两侧肋弓的交角,顶部为剑突根部,用于体型判断及肝左叶测量。

(3) 脐:为腹部中心,一般与两侧髂嵴最高点在同一水平面。为腹部四区法、上输尿

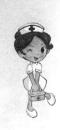

管点、阑尾根部及腰椎穿刺的定位标志。

（4）髂前上棘：为髂嵴前方的突出点。为腹部九区法及阑尾根部的定位标志，常为骨髓穿刺部位。

（5）腹直肌外缘：当被检查者仰卧抬头抬肩时，腹直肌可明显辨认、外缘相当于锁骨中线的延续，常用于季肋点，上、中输尿管点及胆囊点定位。

（6）腹中线（腹白线）：为前正中线的延续，是腹部四区法的垂直线，此处易有白线疝。

（7）耻骨联合：为腹中线最下部的骨性标志，是腹部体表正中面上最低限界，为腹直肌起始部。

（8）腹股沟韧带：为腹外斜肌膜的游离下缘，附着于髂前上棘与耻骨结节上，两侧腹股沟韧带构成腹部体表的下界。

（9）髂嵴：侧腹壁下端的骨性标志，髂骨的最上部分，两侧髂嵴的最高点连线平第4腰椎棘突，为腰椎穿刺的定位标志。

（10）腹部检查范围：前腹壁上起肋弓下缘和剑突基底，下至耻骨联合及腹股沟韧带，侧腹壁上起第10肋或第11肋下缘，下至髂嵴，后面上起第12后肋，下至骶骨及骨盆壁。

2. 腹膜　腹膜是一层光滑的浆膜，分为相互移行的壁腹膜和脏腹膜。腹膜既能分泌又能吸收，但不同部位的吸收能力不同。一般认为，上腹部腹膜特别是膈下腹膜，由于面积较大，浆膜下毛细血管又特别丰富，加上膈的呼吸运动促进了淋巴回流，故吸收能力较强；而盆部腹膜的腹膜下组织较多，与体壁间的联络疏松，腹膜的吸收能力较弱。壁腹膜由下5对肋间神经和肋下神经支配，对痛觉十分敏感，故在炎症刺激时反应明显，表现为局部压痛、反跳痛及腹肌紧张。

3. 腹膜腔　为脏腹膜与壁腹膜互相延续、移行，共同围成不规则的潜在性腔隙。男性的腹膜腔不与外界相通；女性腹膜腔可经输卵管、子宫腔和阴道与外界相通，故女性容易引起腹膜腔感染。

4. 腹膜形成的结构　腹膜形成了诸多结构，如网膜、系膜、韧带、皱襞及陷凹。腹膜在盆腔形成的陷凹，男性为直肠膀胱陷凹，女性有膀胱子宫陷凹和直肠子宫陷凹，在半卧位或站立时，直肠膀胱陷凹（男性，凹底距离肛门约7.5 cm）或直肠子宫陷凹（女性，凹底离肛门约5.5 cm）是腹膜腔的最低部位，积液多存于此（图3-5-3）。在平卧位是肝肾隐窝为腹膜腔最低点。位于升结肠外侧的右结肠旁沟，向上可通连肝肾隐窝，向下可通连右髂窝及盆腔。阑尾炎穿孔时，脓液可沿升结肠旁沟流至肝肾隐窝，甚至形成膈下脓肿。位于降结肠外侧的左结肠旁沟，由于隔结肠韧带的存在，此沟一般不向上通连，向下可连通左髂窝和盆腔。位于肠系膜根左下方与降结肠之间的左肠系膜窦，向下可通连盆腔（图3-5-4）。

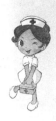

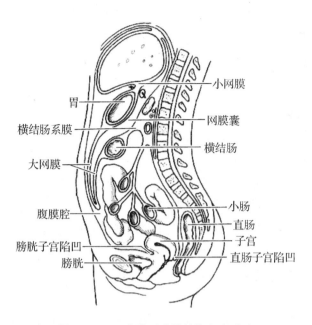

图 3-5-3　腹膜形成的结构和腹膜腔

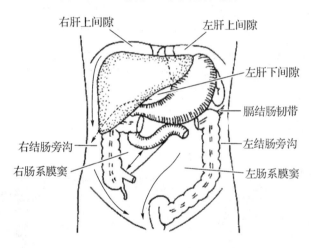

图 3-5-4　腹膜形成的隐窝和陷凹

（二）操作的解剖学要点

1. 病人体位　半卧位姿势。

2. 腹腔渗出物的引流方向　半卧位时,渗出物经左、右结肠旁沟引流至直肠膀胱陷凹或直肠子宫陷凹,此处的腹膜吸收能力最弱,又毗邻直肠、阴道,便于通过直肠指诊、阴道后穹隆指诊或穿刺发现积液及进行切开引流。

3. 注意事项　腹膜炎或腹部手术后若采用平卧位,则有可能形成膈下脓肿。若腹膜腔积液较多时,虽采用半卧位,亦可能由于膈肌和腹内器官随呼吸上下移动而产生吸引作用,使液体升至膈下,形成膈下脓肿。所以,腹腔积液较多时,除采取半卧位外,还应该及时穿刺或引流。

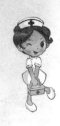

三、灌肠术和直肠镜检查术

（一）应用解剖学基础

1. 大肠　大肠在右髂窝内起自回肠，下端终于肛门，全长 1.5 m，包括盲肠、阑尾、结肠、直肠和肛管五部分。成人肛管长 3～4 cm，儿童长 2～3 cm，新生儿长约 1.5 cm；直肠在穿盆膈处续肛管，向上在第 3 骶椎处续乙状结肠、降结肠、横结肠和升结肠（图 3-5-5）。根据不同的诊疗目的，导管插入的深度不同，一般多插入直肠或乙状结肠。

2. 直肠　全长约 12 cm，在矢状面上有上部凸向后的直肠骶曲和下部凸向前会阴曲，在冠状面有三个侧弯自上而下呈右—左—右形式。直肠黏膜上有 2～3 个半月形直肠横襞，此时肠腔有不同程度狭窄；其中位于直肠右前壁的直肠横襞最大，位置较恒定，距肛门约 7 cm，是直肠镜观察、判断肿瘤位置的标志（图 3-5-6）。直肠与乙状结肠移行处是大肠最狭窄部位，又是肿瘤、息肉及溃疡的好发部位，故在灌肠时插管进入 15～20 cm时应予注意。

3. 肛管　成人长 3～4 cm，上接直肠盆部，向前下方绕尾骨尖的前方开口于肛门。肛管内面有 6～10 条纵向的黏膜皱襞，称肛柱，连接相邻的肛柱下端之间的半月形皱襞称肛瓣。肛瓣和相邻两个肛柱下端围成的小隐窝称肛窦。相邻的肛柱基部和肛瓣的边缘连线称齿状线，又称肛皮线，它是皮肤和黏膜的移行交界处。直肠的环形平滑肌在肛管上 3/4 处增厚，形成肛门内括约肌，此肌只能协助排便而无明显括约肛门的作用。肛门内括约肌的外周有肛门外括约肌，属于横纹肌，它环绕肛管的周围，分为深部、浅部和皮下部三部分，有随意括约肛门的作用（图 3-5-6）。

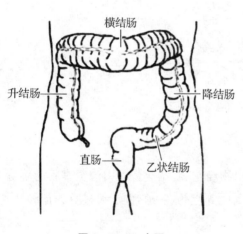

图 3-5-5　大肠

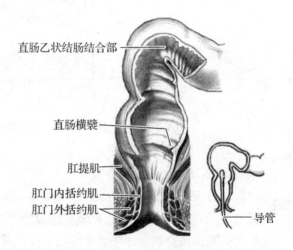

图 3-5-6　直肠与肛管

（二）操作的解剖学要点

1. 病人体位　清洁灌肠采取左侧卧位，结肠灌洗取右侧卧位，直肠镜检查一般取左侧卧位。

2. 插管深度　一般清洁灌肠插管插入肛门 10～12 cm，保留灌肠时应插入 15～

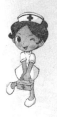

20 cm,至直肠以上部位。作治疗灌肠时,根据病变部位不同,深度可达 30 cm 以上。直肠镜检查根据检查目的可插入 3～20 cm。

3. 注意事项 插管前应让病人排尿。插管应沿直肠弯曲缓慢插入直肠。插管时勿用强力,以免损伤直肠黏膜,特别是直肠横襞。如遇阻力可稍停片刻,待肛门括约肌松弛或将插管稍后退改变方向再继续插入。直肠镜的插入方法及注意事项同灌肠插管。

四、分组操作训练

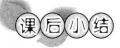

1. 总结置管洗胃术、腹膜腔体位引流术、灌肠术等操作解剖学要领。
2. 分析总结本次课出现的问题。

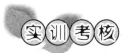

直肠指检

直肠指检就是医生用一个手指伸进患者的肛门,通过手指触摸直肠下端及肛管内有无肿物和压痛、触痛等,以诊断是否有良性肿瘤、恶性肿瘤、感染、肛裂等疾病;通过指检可以触到括约肌间沟,了解括约肌的紧张度以推断某些病症;根据指套上是否染血及血迹颜色,协助早期发现直肠、结肠癌,溃疡性结肠、直肠炎,痔和肛裂等疾病。可以说大部分肛肠疾病可以通过指检而基本确诊,肛门指检是器械所不可代替的检查方法。直肠指检不需任何辅助设备。检查时,医生右手戴上消毒手套,示指和病人肛门外部都涂上一些润滑油或凡士林,现一般常用液体石蜡油,以方便将示指插入肛门内并可减轻病人不适。

实训考核

描述置管洗胃术、灌肠术的操作解剖学要领。

(芮 鑫)

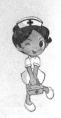

实训六　导尿术和膀胱穿刺术

导尿术,常用于尿潴留,留尿作细菌培养,准确记录尿量,了解少尿或无尿原因,测定残余尿量、膀胱容量及膀胱测压,注入造影剂,膀胱冲洗,探测尿道有无狭窄及盆腔器官术前准备等。

实训目的与要求

1. 熟悉男、女性尿道的结构特点。
2. 熟悉膀胱充盈时位置的变化。
3. 掌握导尿术操作解剖学要点。
4. 掌握膀胱穿刺术操作解剖学要点。
5. 掌握导尿术解剖学要点。

实训材料

1. 男女性盆腔矢状断面的离体标本、模型及挂图。
2. 模型人。
3. 一次性注射器、导尿管。

实训内容与方法

一、导尿术

(一)应用解剖学基础

1. **男性尿道**　起于膀胱的尿道内口,止于尿道外口,全长 16～22 cm,管径约为 5～7 mm。全长可分为三部,即尿道前列腺部、膜部、海绵体部。临床上将尿道前列腺部、膜部称后尿道,海绵体部称前尿道。

前列腺部为尿道穿过前列腺的部分,管腔最宽,长约 2.5 cm;膜部为穿经尿生殖膈的尿道,周围有尿道膜部括约肌围绕,管腔狭窄,是三部中最短一段,平均长 1.2 cm,此段位置上比较固定;海绵体部是尿道穿经尿道海绵体部分,为尿道最长一段。

男性尿道在行程中有三处狭窄、三处扩大、两个弯曲。三处狭窄分别在尿道内口、膜部、尿道外口,其中尿道外口为最窄,呈前后纵向裂隙,长约 6 mm,可扩张通过外径 10 mm 的导管。三处扩大分别在前列腺部、尿道球、舟状窝(在尿道外口的稍上部)。两个弯曲分别为耻骨下弯,在耻骨联合下方 2 cm 处,凹向上,此弯曲恒定不变;另一个弯曲为耻骨前弯,在耻骨联合前下方,凹向下,在阴茎根与体之间,当将阴茎向上提起和腹壁成 60°角,此弯曲变直而消失,向尿道内插入器械时应取此位置。器械插入时应顺其弯曲轻柔进入,防止损伤尿道。男性尿道常见先天性结构异常,如前列腺部黏膜折叠形成瓣膜、尿道上裂或下裂、尿道狭窄等,可造成插管困难。

2. 女性尿道 较男性尿道短、粗、且较直,长约 5 cm。起于膀胱尿道内口,穿经尿生殖膈时,周围有尿道阴道括约肌环绕,该肌为横纹肌,可受意识控制,最后开口于阴道前庭前部。未婚女子的两侧大阴唇自然合拢,尿道外口隐在小阴唇之间,故插管时应分开大、小阴唇以显露阴道前庭,确认尿道外口。尿道外口位于阴蒂和阴道口之间,距阴蒂 2～2.5 cm,距阴道口 1 cm。尿道异常:多为先天畸形、外伤、尿道炎、肿瘤等,可造成插管困难。

(二) 操作的解剖学要点

1. 体位 仰卧位,两腿分开。

2. 操作技术 男性患者需上提阴茎使耻骨前弯消失变直,将包皮后推以显露尿道外口,插入约 20 cm 有尿液流出后再继续插入 2 cm(图 3-6-1);女性患者要分开大、小阴唇,仔细辨认尿道外口,插入约 4 cm 有尿液流出后再插入 1 cm(图 3-6-2)。

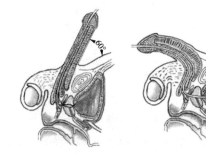
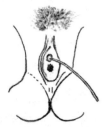
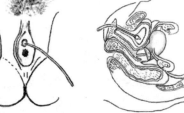

图 3-6-1 男性导尿示意图   图 3-6-2 女性导尿示意图

3. 注意事项

(1)因刺激造成括约肌痉挛导致插管困难时,切勿强行插入,应稍事休息,使患者放松后再缓慢插入,以免损伤尿道黏膜。

(2)男性尿道在尿道球部向后凹陷,导尿管进入狭窄的膜部较为困难,可轻轻转动导

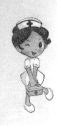

尿管。

（3）高龄女病人，由于会阴肌萎缩，阴道黏膜显苍白光滑，阴道前庭回缩，阴道口缩小，尿道外口也随之回缩，导尿时注意辨别，以免导尿管误入阴道。

（4）女性尿道外口与阴道口间关系：尿道外口与阴道口间，多数有组织隔隔开，有些无此隔，仅以处女膜（未婚）或处女膜痕与尿道外口分隔或被包绕，并被小阴唇所完全掩盖；分开小阴唇后，无尿道外口裂口，开口部位黏膜稍凹陷或隆起，此部黏膜比周围黏膜稍发白，可试插或嘱其自动排尿（有自主排尿患者）。

二、膀胱穿刺

（一）应用解剖学基础

1. **膀胱的形态** 膀胱是贮存尿液的肌性囊状器官，其大小、形态和位置随尿液的充盈程度而异。膀胱的平均容量为300～500 ml，新生儿约为成人的1/10，老年人由于膀胱肌紧张力减低，容量增大，女性较男性略小。空虚的膀胱形似锥体状，可分为膀胱体、膀胱底、膀胱尖和膀胱颈四部分，各部分没有明显的分界。

2. **膀胱位置** 成人的膀胱位于盆骨前部，耻骨联合的后方。空虚的膀胱全部位于小骨盆腔内，顶一般不超过耻骨联合上缘（图3-6-3）。新生儿膀胱的位置高于成人，老年人的膀胱的位置较低。充盈时膨胀并上升至耻骨联合上缘以上，此时由腹前壁折向膀胱上面的腹膜也随之上移，使膀胱下外侧壁直接与腹前壁接触（图3-6-4）。

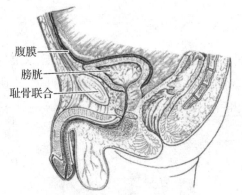

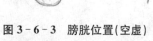

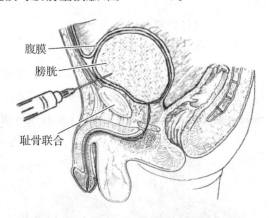

图3-6-3 膀胱位置（空虚）　　图3-6-4 膀胱位置（充盈）和穿刺示意图

3. **膀胱的毗邻** 前方为耻骨联合，两者间称膀胱前隙，此间隙内有丰富的结缔组织、静脉丛、耻骨前列腺韧带；后方在男性与精囊、输精管和直肠壶腹以及女性的子宫、阴道相邻。膀胱上方被腹膜所覆盖，并与小肠袢和乙状结肠相邻。

4. **神经** 膀胱的充盈与排空主要受副交感神经的支配。在膀胱排尿反射过程中起重要作用的感觉纤维是由盆内脏神经传入的，痛觉由腹下神经传入，膀胱三角的痛觉由盆内脏神经传入。

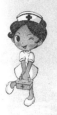

（二）操作的解剖学要点

1. 穿刺体位和部位选择　病人取侧卧位,穿刺点在耻骨联合上缘正中1～2 cm处刺入。

2. 穿经结构　依次经过皮肤、浅筋膜、腹白线、腹横筋膜、膀胱前壁达膀胱腔。

3. 注意事项

（1）进针角度保持腹前壁垂直或稍朝向下方,不可盲目偏向两侧或上方,免伤及肠管或膀胱颈周围的静脉丛,导致很难处理的出血。

（2）尿液排放速度应缓慢,尤其对大量尿潴留者,绝不能快速将尿液排空,使膀胱内压逐渐降低,以免膀胱内压骤降而引起膀胱内出血或身体虚脱。

三、分组操作训练

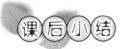

1. 总结导尿术和膀胱穿刺术操作解剖学要领。

2. 分析总结本次课出现的问题。

知识拓展

膀胱造瘘术

膀胱造瘘术可实现暂时性或永久性尿流改道。尿流改道可以解除急性尿路梗阻、消除慢性尿路梗阻对上尿路的不利影响,或下尿路手术后确保尿路愈合。

膀胱造瘘术常用的方法有开放性耻骨上膀胱造瘘术和耻骨上穿刺膀胱造瘘术。手术适应证：①梗阻性膀胱排空障碍所致尿潴留,如前列腺增生症、尿道狭窄、尿道结石等,且导尿管不能插入；②阴茎和尿道损伤；③泌尿道手术后确保尿路的愈合,如尿道整形、吻合手术和膀胱手术后；④化脓性前列腺炎、尿道炎、尿道周围脓肿等；⑤神经源性膀胱功能障碍；⑥经尿道前列腺电切时,用于膀胱冲洗和减压；⑦有时妇产科和胃肠外科手术的需要等。

暂时性尿流改道尽可能采用耻骨上膀胱穿刺造瘘。耻骨上膀胱穿刺造瘘耗时少,创伤小,并发症少,操作简便,可在急诊室或一般条件下施行。对麻醉要求不高,局麻即可,病人恢复快,能及时解除尿潴留。由于常在急诊时应用,受穿刺针限制,造瘘管周径相对较小,会影响引流。除水囊导尿管外,不易保持最佳位置。开放性膀胱造瘘可同时了解膀胱内情况,缝合止血好,出血、漏尿和尿外渗发生率相对较少。以下情况应选择开放性膀胱造瘘术：①膀胱空虚,术前无法使之充盈；②有下腹部及盆腔手术史,估计穿刺有损伤腹腔脏器的危险；③膀胱内充满血块或黏稠脓液,穿刺造瘘管周径小,不能充分引流；④出血性疾病；⑤膀胱挛缩；⑥过于肥胖,腹壁太厚。

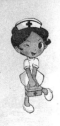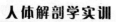

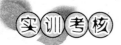

描述膀胱穿刺操作的解剖学要点。

（张　磊）

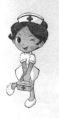

附录　解剖学易读错的字

例字	正确读音	名词举例	例字	正确读音	名词举例
毗	pí(皮)	毗邻	咀	jǔ(举)	咀嚼
骺	hóu(猴)	骺软骨	嚼	jué(绝)	咀嚼
棘	jí(及)	棘突	孑	jié(节)	孑上肌
嵴	jí(集)	髂嵴	腘	guó(国)	腘窝
寰	huán(环)	寰椎	臀	tún(屯)	臀部
骶	dǐ(底)	骶骨	龋	qǔ(取)	龋齿
岬	jiǎ(甲)	骶岬	蕈	xùn(迅)	蕈状乳头
肋	lèi(泪)	肋骨	贲	bēn(奔)	贲门
喙	huì(会)	喙突	疝	shàn(扇)	疝气
胛	jiǎ(甲)	肩胛骨	阑	lán(兰)	阑尾
肱	gōng(弓)	肱骨	憩	qì(器)	憩室
桡	ráo(饶)	桡骨	衄	nǔ(女)	鼻衄
腕	wàn(万)	腕骨	杓	sháo(勺)	杓状软骨
髂	qià(恰)	髂骨	蒂	dì(弟)	肾蒂
臼	jiù(旧)	髋臼	睾	gāo(高)	睾丸
髋	kuān(宽)	髋骨	蔓	wàn(万)	蔓状静脉丛
髌	bìn(鬓)	髌骨	穹	qióng(穷)	穹隆
髁	kē(科)	外侧髁	隆	lóng(龙)	穹隆
胫	jìng(净)	胫骨	娩	miǎn(免)	分娩
腓	féi(肥)	腓骨	窦	dòu(豆)	窦房结
踝	huái(怀)	踝关节	奇	jī(机)	奇静脉
跗	fū(肤)	跗骨	畸	jī(鸡)	畸形
楔	xiē(些)	楔骨	眦	zì(字)	内眦
骰	tóu(头)	骰骨	霰	xiàn(线)	霰粒肿
趾	zhí(职)	趾骨	睑	jiǎn(检)	眼睑
囟	xìn(信)	前、后囟	锤	chuí(槌)	锤骨
眶	kuàng(况)	眼眶	镫	dèng(邓)	镫骨
颌	hé(合)	上颌骨	砧	zhēn(真)	砧骨
腭	è(恶)	腭骨	蜗	wō(窝)	蜗窗
颏	kē(科)	颏孔	纤	xiān(先)	神经纤维
颧	quán(全)	颧骨	胼	pián(便)	胼胝体
颞	niè(聂)	颞骨	胝	zhī(只)	胼胝体
鞘	qiào(悄)	腱鞘	涎	xián(贤)	上涎核
匝	zā(砸)	轮匝肌	缰	jiāng(僵)	缰三角
颊	jiá(荚)	面颊	闩	shuān(栓)	脑闩

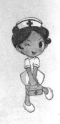

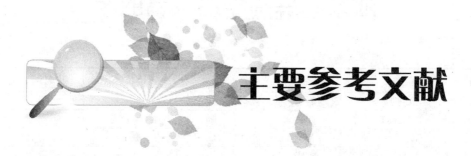

[1] 柏树令. 系统解剖学[M]. 北京:人民卫生出版社,2005

[2] 苏海茜. 护理解剖学[M]. 北京:北京大学医学出版社,2005

[3] 刘凯,毕玉顺. 解剖学与组织胚胎学实验指导[M]. 北京:科学出版社,2008

[4] 韩卉,徐胜春. 系统解剖学实验教程[M]. 合肥:安徽科学技术出版社,2006

[5] 徐淑秀,谢晖. 护理学操作技术图解[M]. 合肥:安徽科学技术出版社,2010

[6] 陶丽云. 护理基本技术[M]. 北京:高等教育出版社,2008